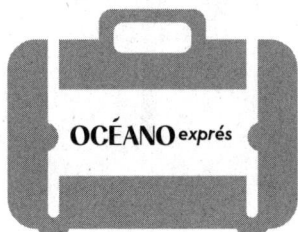

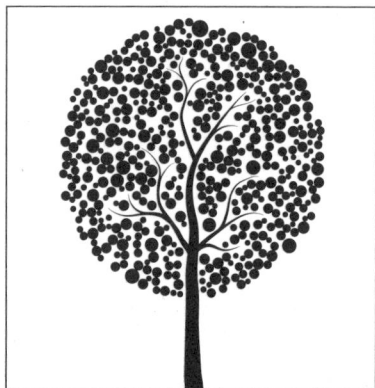
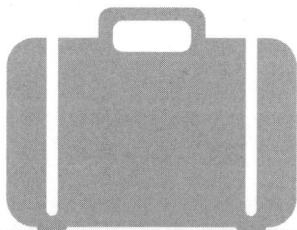

YOHANA GARCÍA
ROBERT DALÍ

ADELGAZAR CON LA CABEZA

exprés

ADELGAZAR CON LA CABEZA

© 2017, 2024, Yohana García y Robert Dalí

Diseño de portada: Sergi Rucabado Rebés
Fotografías de los autores: Blanca Charolet

D. R. © 2024, Editorial Océano de México, S.A. de C.V.
Guillermo Barroso 17-5, Col. Industrial Las Armas
Tlalnepantla de Baz, 54080, Estado de México
info@oceano.com.mx

Primera edición en Océano Exprés: julio, 2024

ISBN: 978-607-527-916-9

A mi amada esposa Mariana, que ha sido mi compañera en todos mis caminos, a mi hermoso hijo Leonardo y a mi hija Julia, que son el motor de mi vida.

A mi madre, que es quien me ha enseñado todo y me da esta oportunidad de compartir un libro con ella.

A mi padre, tan lejos y siempre en mi corazón.

ROBERT

A mi madre y a mi padre. Gracias por darme la vida y también gracias por los abandonos que me causaron. Gracias a todos los que tocaron y recordaron mis heridas de la infancia. ¡Gracias a ellos pude despertar! ¡Y quitarme kilos!

YOHANA

Índice

Introducción

Un día le pregunté a mi mamá si sabía de un libro titulado *El secreto*. Me dijo que no. Entonces me preguntó de qué trataba y yo le contesté que sobre las estrategias para lograr los sueños, decretando o afirmando lo que se desea. Ella, que creyó no haber entendido, me dijo:

—Es como cuando deseas una casa, la tienes; si quieres un auto, ahí está; si te quieres casar, aparece el hombre. ¿Es así, nena?

—¡Así es, mamá! —le respondí.

—¿Y cuál es el secreto? —continuó.

—Es el saber pensar, pedir y accionar todo para lograrlo.

—No entiendo, ¿pero cuál es el secreto? —me dijo muy seria—. Si lo más normal del mundo es poder llegar a tener casa, sustento, pareja, auto, en fin... yo quería una casa y la tuve, quería un hombre y tuve a tu padre, hasta un auto tuve. Ahora, si en vez de la casita que quería hubiera pedido una mansión de tres pisos, un auto Mercedes Benz y un hombre como Brad Pitt, entonces sí hubiera requerido el libro de *El secreto*. Yo quisiera saber cuántas personas de las que tuvieron la oportunidad de leerlo hoy tienen todo lo que pedían.

—Creo que muy pocas, mamá...

—¿Sabes por qué, nena? Porque el mundo está lleno de soñadores, pero a la hora de accionar hacen casi nada. Muy poca gente es guerrera como lo somos nosotras. A las mujeres se les deja avanzar muy poco por el machismo que existe, pero el día que nos den luz verde y que nos dejen de ver como locas a todas las que enviudamos, a las que se divorciaron o a las que son madres solteras; el día que nos dejen ser como queremos ser, entonces daremos vuelta al mundo y lo llevaremos a un paraíso con mucho amor y con nuevas expectativas. La vida está llena de gente con grandes expectativas y con muy pocas ganas de trabajar por lo que quieren. La gente habla y habla pero no se la juega. Hay que ser valientes para lograr salir adelante. El verdadero secreto de la vida es lucharla; es levantarse todos los días con fe y teniendo la firme convicción de que todo se puede lograr.

Continuó mi madre:

—Créeme hija, en los tiempos de antes la ley del secreto sí funcionaba porque se tenía lo que se podía y con eso se era muy feliz, mejor que ahora, cuando todo el mundo es infeliz porque sus expectativas son muy altas y sus capacidades muy bajas, lo que hace que se derrumbe la autoestima.

Sabias palabras las de mi madre.

Quise comenzar con esta anécdota para sembrar en ti desde el inicio la semilla de la acción. Tu papel es fundamental en el logro del sueño de gozar de salud y bajar de peso. Este libro te llevará a conseguir el empoderamiento que tanto has buscado pero que no has sabido cómo encontrar.

Actitud correctiva para alcanzar sueños

Cuando tienes un sueño, éste puede convertirse en un propósito de vida si eres constante con el objetivo o la meta que te has trazado. Sin embargo, es muy probable que en algún momento aparezcan como por arte de magia todos los obstáculos habidos y por haber. Todas las energías posibles te podrán sacar del camino correcto. En esos momentos, en vez de que te acompañen las leyes universales, estarás vibrando en las leyes de Murphy, aquellas que afirman que cuando quieres hacer una cosa, ésta te sale completamente diferente de lo que estabas esperando.

Cuando un piloto de avión emprende un vuelo, sabe cuál es su lugar de destino; no obstante, muchos obstáculos podrían desviarlo del camino: vientos en contra, tráfico aéreo, exceso de equipaje, falta de combustible, fallas mecánicas, entre otros. El piloto entonces no se culpa por esos obstáculos, sólo atina a tocar base comunicándose con el aeropuerto y preguntando cómo tomar una actitud correctiva.

Así es la vida. Muchas veces se desvía aquello que deseamos o nosotros lo desviamos inconscientemente. Y si no tocamos base con nuestro corazón, no arribaremos nunca adonde queremos llegar.

Cada persona que está atravesando un proceso interno más o menos fuerte debería preguntarse:

¿Qué estoy haciendo de mi vida?

¿Esto es positivo para mí y para mis seres queridos?

Si la respuesta a la segunda pregunta es "sí", pero luego algo la saca del camino... No hay nada de qué preocuparse, no pasa nada. Sólo hay que tomar una actitud correctiva. Además de aptitud, hay que tener actitud para lograr una buena altitud. ¿Quieres aprender a hacerlo? Entonces confía... confía... confía.

En el camino de la pérdida de peso y la de ganar un cuerpo nuevo, seguramente te sorprenderás pensando: ¿Cómo no me pude dar cuenta antes de lo mal que estaba comiendo o de lo mal que me veía? Te pido que te perdones y que te digas: "Me equivoqué, ¿y qué?". Encógete de hombros como los niños pequeños y di: "¡Y qué!".

No pasa nada. Ahora tomarás una actitud correctiva junto a una actitud de altitud. Es el momento de apreciar las cosas desde otra visión. Tocarás base, en este caso con este libro, y luego estarás en vuelo yendo a la dirección correcta y cumpliendo con tu propósito tan anhelado.

Hacer cambios para hacer la diferencia

Llegó en un monasterio la hora de las quejas, en la que un grupo de gordos y gordas hacían un retiro espiritual.

En cuanto vieron acercarse al maestro, el que tenía las respuestas para que todos los participantes tuvieran la figura perfecta, se le abalanzaron pero él les pidió que se calmaran y volvieran a sus asientos.

Uno de ellos tomó la palabra y empezó a preguntarle al maestro:

¿Qué pasa conmigo que no arranco en la carrera del mundo?

¿Qué pasa contigo, maestro, que no vienes a mi camino a empujar mi carga?

¿Qué pasa con ellos? —dijo mostrando una foto de su familia.

¿Por qué a mi familia no le importa nada lo que me pasa?

¿Qué pasa con el mundo que de cabeza anda?

¿Qué pasa con nosotros que nos creemos los malos cuentos, pero no creemos en hadas?

¿Qué pasa, maestro, qué pasa?

Y el maestro, mirándolo tiernamente, le respondió:

Yo creo que lo que pasa contigo es que... no te pasa nada.

Así es la vida: muchas veces no nos pasa nada, porque no hacemos los cambios suficientes en el momento correcto. Un grano de arena en la playa no es nada, pero en el ojo es mucho. Pequeños cambios en lugares estratégicos representarán una gran diferencia.

Con este libro estás por comenzar con la mejor terapia que puedas hacer en tu vida, no sólo para bajar de peso, sino para ganar libertad, prosperidad y plenitud.

Proyecto integral para adelgazar

Este libro tiene la finalidad de que comprendas mejor las causas por las que subes de peso y te brinda soluciones sencillas para que esto no te vuelva a ocurrir. El primer secreto que debes saber es que no sólo se trata de alimentación y actividad física, sino que existen tres factores más que pueden afectar tus emociones y que te impiden avanzar en tus objetivos.

Factores que influyen en el sobrepeso

1. **Factor transgeneracional.** Se encuentra en tu historia actual, en las memorias de tu infancia, las memorias transgeneracionales (historia familiar a lo largo de varias generaciones) o en tu vida intrauterina.
2. **Factor psicológico.** Se refiere al estado de ánimo centrado en la sensación de haber sido abandonado. La consecuencia se traduce en sobrepeso.

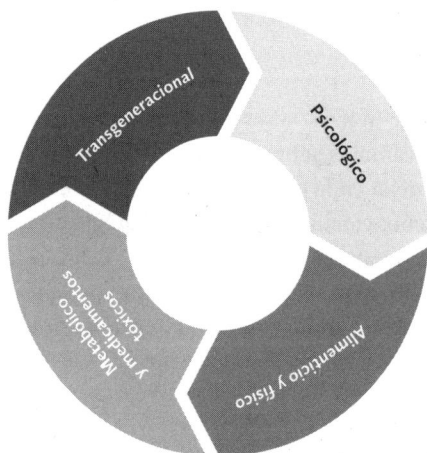

3. **Factor metabólico.** Se refiere a todos los procesos que tu cuerpo realiza para sobrevivir, como la respiración, la digestión, la eliminación y la circulación.

4. **Factor alimenticio y físico.** Describe la forma en la que los alimentos y el ejercicio repercuten en tu apariencia física.

El libro consta de tres partes. La primera comprende los factores transgeneracionales y psicológicos que influyen en el sobrepeso, abordados desde la biodescodificación. Para adelgazar, primero hay que encontrar el conflicto que engordó a la persona: sin comprensión de ello, no habrá solución. Así, en esta sección te explicaré cómo se llega a este punto y te daré varios ejemplos basándome en la biodescodificación de enfermedades. La descodificación biológica permite observar los orígenes de cada síntoma de las enfermedades o los comportamientos. Estas observaciones se pueden realizar desde tres enfoques: experiencias de vida (conflictos o sustos), proyecto y sentido familiar y el correspondiente a nuestros ancestros o de transgeneración. Igualmente vamos a introducirnos en el camino de la descodificación de la grasa a través de la psicogenealogía, corriente creada por la psicóloga rusa Anne Ancelin Schützenberger y que ha sido investigada y aplicada ampliamente por Alejandro Jodorowsky. Te daré muchos ejemplos para ayudarte a comprenderlo a través de historias propias y de algunas de las personas que han acudido a terapia conmigo.

La segunda parte del libro explica los factores metabólicos y alimenticios que influyen en el sobrepeso. En esta sección, a cargo de mi hijo Robert, te ayudaremos a eliminar los malos hábitos que te impiden tener una vida plena; para ello Robert te brindará información y consejos prácticos para llevar una dieta sana y equilibrada.

La tercera y última parte del libro está dedicada a los rituales de psicomagia que te proponemos realizar, a fin de que concretes tu sueño de alcanzar el peso adecuado. Hemos dejado esta sección para el final porque primero debes haber definido tu conflicto. Si no lo identificas y únicamente quieres valerte de los actos psicomágicos, éstos no te darán resultado. Estarás en el nivel de un brujo barato que te dirá: "prende esta vela y pide tal", y tú sabes bien que esas cosas no funcionan. Primero hay que tener claro cuál o cuáles son los conflictos a trabajar para después hacer con conciencia los rituales y, a la par, tomar el toro por los cuernos y conseguir armar un plan de alimentación.

Si no lees la parte de biodescodificación ni pones orden en tu alimentación y sólo te enfocas en la psicomagia, no pasará nada porque no se puede bajar como por arte de magia. La disminución de peso y el cuerpo perfecto se logran con la comida perfecta. Debes leer las dos primeras partes para

comprender los porqués de tu sobrepeso y cómo solucionarlo, para luego definir cuál será tu plan integral y acompañarlo
con la psicomagia.

Los resultados de *Adelgazar con la cabeza* han sido comproba-
dos, pues desde hace años, mi hijo Robert y yo impartimos talleres enfocados en adelgazar, y no hay persona a la que no le
haya funcionado el sistema propuesto. Tenemos muchos tes-
timonios —incluso de varios países— de que esto funciona. Si
bien los talleres cuentan con grupos de apoyo y se crea una relación enriquecedora entre el alumno y el maestro, aquí también estamos conectados desde un lugar muy bonito: un libro.

Te propongo que leas este texto poco a poco, que lo estu-
dies, lo saborees, que subrayes lo que a ti te haga clic, lo que te
llame la atención. Además te recomiendo que compres un
cuaderno en el que puedas ir anotando todo lo que vayas per-
cibiendo como información de tu historia de vida. Luego re-
solverás todo lo que hasta ahora creías que no tenía solución.

A disfrutar se ha dicho de la salud que representa estar
con kilos de menos. Éste es el comienzo de un viaje hacia el
bienestar interior. Te deseo tantas cosas buenas como tantos
kilos quieras bajar.

¡Bienvenido al cambio!

Comprométete

Para que este libro adquiera poder, debes realizar un compromiso personal con tu salud y tu peso. Te invitamos a firmarlo:

Yo, _____ [pon tu nombre],

el día de hoy_____ [pon la fecha]

me propongo cambiar mi vida, hoy me comprometo a tomar las decisiones que mi cuerpo requiere para bajar de peso y vivir de forma saludable. Desde ahora haré todo lo necesario por lograr mis metas.

Mi peso actual es: _____ kg

Mi meta es llegar a:_____ kg

Porque merezco ser libre y merezco ser feliz.

_____
Firma

PARTE I

BIODESCODIFICACIÓN

Capítulo 1

El cerebro inconsciente, nuestra memoria emocional

Cuando nacemos, no sabemos conscientemente a qué venimos a este mundo y lo que vamos a vivir. Pero nuestro inconsciente sí lo sabe: las almas saben todo. Inconscientemente conocemos el pasado y vislumbramos el presente, sólo que no nos damos cuenta de esa percepción hasta que por alguna circunstancia nos toque saberlo, o bien hasta el preciso momento en que lo experimentamos.

Si nos engañan, si estamos en el lugar equivocado, si no es el momento de tomar una decisión... todo lo sabe nuestro ser interno. El alma conoce de amores y desamores, aunque a veces en una relación la persona no puede discernir si debe permanecer con la otra persona o alejarse definitivamente de ella. El alma y el cerebro se unen para completar lo inconcluso. Entre ambos sacan ciertas cuentas para repetir eventos en el momento preciso con la persona correcta. Nuestras almas conocen todo nuestro futuro.

Nuestra parte consciente no se da cuenta de todo lo que te contaré en este libro, pero la inconsciente tiene un muy buen registro integral de la vida de cada uno de nosotros.

Sólo que esta lucha entre estas partes no es lo suficientemente clara. A veces se logra entender alguna parte inconsciente, pero casi siempre esto sucede cuando han pasado muchas situaciones de "alarma" a las que llamaremos "banderitas rojas" y te explicaré más adelante. Antes, conozcamos cómo funciona el cerebro inconsciente que hace que experimentemos ciertas situaciones conflictivas de manera repetida.

Las almas saben todo. Inconscientemente
conocemos el pasado y vislumbramos el presente.

Memoria biológica celular

Escribir sobre neurobiología y psicogenealogía es interesantísimo, pues vienen a la memoria millones de anécdotas e historias sobre cómo descubrir este cerebro inconsciente y perfecto que hace cuentas y nos pone en el momento justo, en el tiempo adecuado para descubrir que los conflictos se repiten tal cual esté registrado en el cerebro. A esta mente que es como una calculadora la llamaremos "memoria biológica celular".

Cuando hablamos de repeticiones, algunas personas escépticas e incrédulas se enojan y me preguntan: "¿En dónde está entonces el libre albedrío de elegir?, ya que según pregonas, todo está marcado". Por su parte, las personas que creen en la reencarnación pueden decir que las repeticiones de conflictos son su karma.

Pero en psicogenealogía podríamos hablar de que el inconsciente —especialista en sacar cuentas— sabe dónde, con quién y cuándo ponerse para que sucedan ciertas vicisitudes y los conflictos sigan repitiéndose a lo largo de la historia de la familia.

En México hay un dicho que habla del destino y dice: "Cuando te toca, aunque te quites y cuando no te toca, aunque te pongas". Y esto es así, porque lo que no tiene que suceder, no sucederá, hagas lo que hagas. Como la muerte que, más que marcada en el karma o destino, está grabada en el inconsciente, que sabe sacar cuentas.

Como fuerza de destino, nos mostraría que lo que no tiene que ser, no será; pero en la psicogenealogía podríamos decir que siempre que un árbol genealógico tiene marcado un conflicto importante, la memoria celular hará vivir a sus integrantes un episodio tras otro, repitiéndose hasta la cuarta generación.

El inconsciente sabe dónde, con quién y cuándo ponerse para que los conflictos sigan repitiéndose a lo largo de la historia de la familia.

La papa caliente: programas de repetición en el árbol genealógico

El inconsciente, esa mente profunda de la que comúnmente nos quejamos y decimos que a veces nos traiciona, es la parte más fiel a nosotros y a nuestra piscogenealogía.

En algunos casos se pueden "heredar" conflictos e historias no resueltas de nuestros antepasados. Entre éstos podemos contar desde asuntos sin solucionar o procesos emocionales que no han sido manejados adecuadamente en el momento preciso, y que por amor al clan decidimos asumir con el objetivo de limpiar la carga emocional asociada. Así es como entramos en un programa de repetición.

A veces cargamos con duelos que no son nuestros. Cuando en el pasado un duelo no ha podido realizarse de manera saludable, se tendrá que "completar" de algún modo. El trabajo de completar que tendrían que haber hecho algunos antepasados, lo deberán hacer algunos de los descendientes.

Un duelo consta de ciclos. En la memoria celular queda encerrada toda la información de lo sucedido y algún descendiente deberá ir a completar lo que ha quedado inconcluso, pues el cerebro siempre necesita completar.

Esto ocurre especialmente cuando sucede una situación muy traumática para todo el árbol, como en casos de niños o jóvenes o adultos que murieron bajo causas injustificadas. Estas defunciones provocan cambios importantes en la vida de los que les sobreviven.

Si un antepasado sufrió un conflicto de duelo y no aclaró en su momento la experiencia vivida y por lo mismo no logró la tranquilidad de su alma ni la paz de su pensamiento, es muy probable que el resto de su vida la haya cursado envuelto en angustia e intranquilidad, por lo que podrán aparecer conflictos muy parecidos en las siguientes generaciones. Esto se convierte en una papa caliente que se transmite de una generación a otra. Es como si la abuela no resolviera un conflicto hasta el día de su muerte y luego les dice antes de morirse a sus nietos: "Tomen esta papa caliente y vean qué hacen con ella".

**Por amor al clan, decidimos asumir asuntos
sin resolver con el objetivo de limpiar la carga
emocional asociada.**

La ley del menor esfuerzo del cerebro

Cuando un ratón anda a escondidas robando queso o algo de comer, cualquier movimiento que perciba será siempre un gato para su cerebro. Es decir, todo conflicto, movimiento, susto o amenaza que experimente el ratón, se llamará gato. Para el cerebro, todo conflicto, susto o amenaza será un caso importante.

Te preguntarás: ¿En qué familia no existen problemas? Te diría que hay problemas en todas las familias, pues en el único lugar donde no los hay es en el cementerio y no creo que quieras ir ahí. Una persona de más de 45 años tuvo que haber resuelto alrededor de nueve mil conflictos en toda su vida, desde los más sencillos hasta los más complicados; desde el conflicto que se presenta cuando la familia le pide a la madre que cocine para ellos porque tienen hambre y ella no quiere o no tiene ganas de hacerlo, hasta la muerte de un padre que es un conflicto fuerte, doloroso y triste. Recuerda que para el ratón todo conflicto es gato, pues el cerebro inconsciente, que saca cuentas, siempre trabajará por economía.

¿Qué es eso de trabajar por economía? Es la ley del cerebro, la ley del menor esfuerzo. Si hay que enfermarse para no resolver algún conflicto, será perfecto hacerlo. Si hay que boicotearse para no tener que triunfar, pues alguien de mi familia inconscientemente no quiere que triunfe, pues me boicoteo yo mismo. El cerebro dirá: Amén.

En la clase de descodificación, una señora pasó a descodificar su árbol porque contaba que su esposo cada tanto tiempo se encontraba al borde de un accidente. El hijo del matrimonio estaba sin trabajo y el padre se angustiaba mucho por ello.

—¿En qué trabaja su marido? —preguntó el maestro.

—Trabaja en una paraestatal —respondió ella.

Se trata de una empresa en la que los empleados tenían la posibilidad de dejar (como herencia) su plaza de trabajo a sus descendientes. Para la mente del padre, la única posibilidad de darle trabajo a su hijo era si él moría. Si no lo podía hacer por una enfermedad, lo tendría que hacer por un accidente.

En esta historia, el cerebro del padre buscaba una solución, se autoprogramaba. El inconsciente siempre buscará la solución del menor esfuerzo.

Así es tu vida, la mía, la de todos, regida por ciclos y números; conflictos y lecturas que el cerebro programa de un modo perfecto, como un relojito suizo. La siguiente historia de mi familia te aclarará aún más este tema:

Mi madre decía que el mejor hombre de su vida había sido su padre, que como él no había otro. Mi padre, que siempre estaba a su lado, escuchaba la forma en que su mujer se expresaba de su querido progenitor. Indirectamente mi madre le expresaba a mi padre que él no era lo suficientemente valioso como para considerarlo "el hombre de su vida". Cuando llegaba el 2 de noviembre, fecha en que mi abuelo había muerto, se repetía su relato, pero cada año aumentaba el ímpetu... Mi madre decía: "Hoy murió el hombre más importante de mi vida, y fue tan bueno que se murió el día de todos los muertos, un día verdaderamente santo".

Mi padre se enfermó cuarenta años después de la muerte de su suegro, al que también quería mucho. Enfermó unos días después del cumpleaños de mi madre (1 de octubre) y después de varios días de agonía, murió. Mi querido padre falleció el 2 de noviembre.

Yo había ido a Argentina a estar con ellos cuando él se encontraba mal. Escribí el libro Francesco: El llamado *mientras él estaba hospitalizado. Él me pedía que le diera la mano y yo se la daba, pero con la otra escribía mi cuarto libro. Pasados unos días mi papá tuvo una mejoría notable, por lo que me regresé a trabajar a México.*

Poco después mi madre me llamó para decirme que mi padre había muerto. Escuché en el teléfono su voz alterada que me decía:

—Nena, tu padre murió. Mi padre que es tan bueno y lo vio sufrir tanto, se lo llevó con él.

Yo repuse:

—Madre, la descodificación no falla. Mi maestro me dijo: "Su padre no podrá irse en otra fecha que no sea la más importante para su madre, pues será la única forma de que su muerte no pase desapercibida, como pasó desapercibida toda su vida ante la presencia y el pensamiento de su madre".

—¿Pero por qué se muere el mismo día? —insistió mi madre.

—Porque el poder que tiene la mente para calcular días, horas, meses, años, mañanas y tardes es perfecta —le dije.

El cerebro inconsciente de mi padre estaba programado para morir el mismo día que murió mi abuelo, lo cual hizo que justo ese día su corazón dejara de latir. Ya se había quedado varias veces al borde del colapso, pero no era el día. Fue hasta el 2 de noviembre cuando dejó este mundo.

Otro ejemplo:

Una vez vino una señora a verme pues su hijo sufrió un accidente: se había caído en un barranco el auto en el que viajaba. Esto ocurrió después de una discusión que había tenido con su padre. El muchacho se subió al coche para retirarse del lugar donde estaba, apurado por salir de allí y llegar a la casa de su novia, a quien su familia rechazaba.

La casualidad, como le dicen muchos, no existe. Existe la causalidad, lo que tiene una causa y un efecto, y ésta hizo que el muchacho se olvidara de abrocharse el cinturón de seguridad y en medio de una tormenta se mató.

Le dije a la madre que el cerebro del muchacho se había cansado de estar mediando entre pelear con su padre y consolar a su madre porque no les gustaba su novia. Su mente dijo: "Hasta aquí llegamos, no nos desgastemos más con peleas de un lado y del otro, mejor no nos pongamos ningún cinturón de seguridad y vámonos".

Con este ejemplo podemos observar cómo suceden muchos accidentes que suelen ser toda una interrogante. Por cada motivo de estrés habrá un accidente o una enfermedad.

Cuentas más que claras

Muchas veces sucede que a algún integrante de la familia le ha ocurrido un acontecimiento importante y negativo —un acto conflictivo— a una edad específica, el cual es casi seguro que se repetirá en algunos de sus descendientes, sucediéndoles cosas parecidas o similares, pero todas ellas conflictivas. Esto puede pasar a la misma edad en que le aconteció a su antecesor o en la mitad o lo doble justo de ésta. Lo ejemplificaré con la historia de Martín.

> *Martín estaba en la fábrica de zapatos de su padre cuando ésta se empezó a incendiar; en esa época él tenía 14 años. El muchacho se arriesgó para encontrar su bicicleta entre el espeso humo y rescatarla del fuego, pero no fue posible porque el incendio era muy intenso y se expandió rápidamente.*
>
> *Años después, Martín tuvo un hijo varón, quien al cumplir 7 años de edad vivió un conflicto muy traumático: su madre se había tomado un coctel de pastillas y tuvo un brote psicótico. Parada sobre la mesa, gritaba desaforadamente. El niño llamó a su papá y le dijo que su mamá se había vuelto loca. Se asustó tanto que salió corriendo a la calle y por cosas del destino una vecina lo vio y lo llevó a la escuela, como si nada hubiera pasado.*
>
> *Esto le sucedió al hijo de Martín a la mitad de la edad que tenía él cuando vivió el conflicto del incendio.*

Te preguntarás: ¿Qué tendrá que ver el brote psicótico de su madre con el conflicto que vivió su padre? Son diferentes conflictos a diferentes edades. Pues sí, así es, pero el conflicto es el conflicto (para el ratón todo conflicto es gato...) y la edad no se repitió, pero se dividió a la mitad. Los conflictos repetitivos se viven a edades iguales, se dividen a la mitad o se multiplican al doble de la edad en la que les sucedió a nuestros antepasados.

Cada genética, actitud, carácter, hábito, postura y gusto tendrá que ver con nuestros antepasados. Como ahondaremos en el siguiente capítulo, es muy probable que la memoria emocional asociada a hechos traumáticos haga que se repitan situaciones conflictivas, mediante comportamientos, enfermedades y malos hábitos como muestra de fidelidad familiar, y es difícil darnos cuenta de ello...

Capítulo 2

Minimaxi, el autoboicot

Fidelidad familiar

El dicho "No hay peor ciego que el que no quiere ver" es perfecto para las células cerebrales. Las banderas rojas que mencioné anteriormente no se pueden hacer notorias sino hasta que llega el momento de verlas. No se pueden advertir porque a tu árbol genealógico no le conviene que te esfuerces en cambiar algo. El no poder mostrarte la verdad en la que estás parado es estar en tu Minimaxi.

Mucha gente se pregunta: "¿Por qué tendrá que venir una bandera grande a golpearme la cabeza para que pueda despertar?". "¿Cómo no me di cuenta antes?" Puede ser que no te viste lo mal que estabas con tu figura o con tus hábitos: "Si yo sentía una inquietud, ¿por qué no hice esto o aquello?". Ahora te responderé estas preguntas.

¿Sabes por qué no puedes darte cuenta de lo que se te indica que es peligroso? Porque a tu cerebro no le conviene que veas el conflicto y menos que intentes solucionarlo. Siempre detrás de un problema hay algunos antepasados que no resolvieron lo que tenían que solucionar, por lo que hay que repetir la historia para darles algún tipo de fidelidad a ellos.

Para comprenderlo mejor, consideremos en primera instancia que existen dos tipos de conciencia: la mala conciencia y la buena conciencia. La mala es hacer mal las cosas; la buena sería como cumplir con los mandamientos o actuar bien sin mirar a quien. Pero en un árbol genealógico en el que todos sus integrantes han sido y son narcotraficantes, para sus descendientes el traficar con droga es lo más normal del mundo. No creo que experimenten castigo de su conciencia puesto que están muy convencidos de que su labor es su don. Pero si alguno de los miembros de ese árbol decide no seguir con esta actividad familiar, tendrá que enfrentarse a todo un asunto transgeneracional.

No puedes ver las banderas rojas porque a tu árbol genealógico no le conviene que te esfuerces en cambiar algo.

En el cerebro inconsciente figura una frase que parece un mantra: "Tienes que repetir este mandato, no debes ni puedes escaparte a él. Es un deshonor que lo quites y quedarías como la bisagra de una generación". Si el mandato es de fracaso, por ejemplo, debes responder a él.

Joaquín deseaba conseguir un trabajo digno, tal como se merece. Estudió en Harvard y hasta entonces no había podido conseguir empleo pues no contaba con mucha experiencia. Es apuesto y alto, con buena presencia, pero un poco tímido, lo cual le ha jugado bastante en contra.

Después de dejar su currículum en una empresa, se mantuvo alerta a cualquier llamada... El día esperado llegó, pero el teléfono se le quedó sin batería y sólo había un mensaje en el que no se aclaraba bien lo que tenía que hacer.

Quejándose de su mala suerte, logró hilvanar una buena idea. Decidió que iría al lugar donde había dejado el currículum y supuestamente tendría su primera cita. Pero ocurrió otra mala suerte... no recordaba la dirección exacta. ¡Ufff! Estaba acabado.

A su mente llegaron preguntas, una tras otra: ¿Cómo podía ser tan idiota? ¿Por qué tenía tan mala suerte? Como dice el refrán: "Al perro más flaco se le cargan las pulgas". Pero las cosas así suelen pasar, sobre todo cuando los programas familiares lo dictan y no hay manera de que una persona logre sobresalir de entre todos sus ancestros.

El muchacho creyó conveniente cambiar de teléfono y ponerse al día con uno moderno y eficiente en la recepción de mensajes, pues el suyo ya tenía varios años y hasta mal se veía llevarlo.

Además, se compró una libreta para no tener papeles sueltos y se dispuso a rezar para que lo volvieran a llamar. Ya no confió sólo en su capacidad, que bien la describía su currículum en cuanto a nivel de estudios, sino que rezó, pues las oraciones también dan buenas señales.

A los pocos días lo volvieron a llamar y, claro, el teléfono funcionó y anotó todos los datos necesarios en el mismo aparato. La mala suerte apareció de nuevo puesto que extravió el celular...

Joaquín vino a verme porque según él tenía mala suerte. Yo le expliqué que su cerebro sabe muy bien que un cambio de trabajo representaría un problema muy grande y laborioso para sí mismo, así que lo mejor que podía pasar era autoboicotearse, y lo logró con éxito. El cerebro es un experto en boicotearse a sí mismo.

Claro que nunca fue a la entrevista de trabajo, pues recordaba el barrio al cual acudir e incluso la calle, pero no el número; por más que preguntó por la empresa, nadie supo darle razón.

Entonces me dijo: "La primera vez que llamaron, yo estoy seguro de que el teléfono tenía batería, no puedo creer que se haya descargado tan rápido. La segunda vez, cuidé tanto el celular que lo perdí. Es la primera ocasión que pierdo un celular".

A lo que yo respondí: "Lo perdiste porque para tu inconsciente era lo mejor, para no producirte un estrés extremo, pues qué mejor que no cargar con una nueva responsabilidad, como un trabajo importante para el cual sientes no estar bien preparado. Y lo que te sucedió con el primer celular, el que se te quedó sin batería, cosa que para ti es muy extraña, para mí es muy normal, pues tu cabeza tuvo el poder de descargar la batería".

Joaquín, que me escuchaba atento, me dijo: "Eso no te lo puedo creer...". Yo le aseguré: "Pues así es, aunque no lo creas. Nuestra mente es una máquina perfecta, colmada de electrodos y electricidad; si es mucha la fuerza y carga, podría descomponer hasta un avión. Por eso no te acerques a las computadoras, teléfonos o coches cuando estés estresado, porque éstos responderán a tu mandato".

Joaquín me dijo: "Ahora que te escucho creo saber de donde viene mi autoboicot". "¿De dónde?"

"Cuando era chico y me iba bien en los exámenes y a mi hermano no tanto, mi madre se incomodaba.

Ella quería que su hijo mayor fuera el mejor, no yo. Él era su preferido. Ahora me doy cuenta de que, sin duda, si yo superara a mi hermano estaría siéndole infiel a mi madre."

"Así es, Joaquín. Es tanto el amor que un hijo le tiene a su madre que la honra en todo. Si la madre quiere inconscientemente que seas un hijo bastón para que te quedes con ella en su vejez, como pasa en muchos casos, harás todo para quedarte solo. Si tu madre quiere que no triunfes, lo harás. Por eso no hay mejor honra a los padres, que deshonrarlos en sus programas de fracaso que te heredan."

Otro ejemplo de fidelidad familiar:

Cristina es una mujer de 32 años que se recibió de abogada y no trabaja. Nunca tuvo novio, pero lo peor que le ha pasado es que se enfermó de trastorno de ansiedad y esto derivó en ataques de pánico y fobias, los cuales hasta el día que vino a mi consultorio no habían desaparecido. Pánico a qué, te preguntarás. Pánico a algo que nunca te imaginarías... ¡a los números! Cuando me lo dijo, lo único que atiné a hacer fue tapar el teclado numérico del teléfono, porque eran dígitos grandes y el aparato estaba colgado en la pared, exactamente frente a ella. Pensé: ¡Qué miedo más raro! Por suerte Cris se dejó ayudar.

Cuando le hice algunas preguntas, me di cuenta de que su enfermedad era la respuesta perfecta para su conflicto de fidelidad invisible familiar. Su madre siempre creyó que estaba embrujada, así que se pasó toda su vida con brujos, sanadores y chamanes. Ella se había quedado sola con sus tres niñas cuando su marido la abandonó. Estaba muy triste y fue a que le echaran las cartas. La mujer que se las leyó le dijo que tenía un trabajo de brujería y debía quitárselo.

Así se pasó toda la vida, pagando trabajos y creyéndose curada hasta que alguien más le dijo que tenía una brujería nueva y que había que quitarla para que su vida pudiera fluir.

Pero ¿qué tendría que ver eso con los números tan temidos por Cristina? Al recorrer el árbol de la familia, observé que había varias creencias familiares, entre ellas, la de su madre: "Debemos tener mala suerte, porque yo también creo en eso, y tú me tendrás que obedecer".

La muchacha se rebeló y nunca fue a ver a un vidente, como le recomendó su madre; sin embargo, los números que más le han dado miedo son el 13, el 15 y el 18. Para algunas culturas, el número 13 significa la mala suerte y para el tarot es la muerte. Claro, no significa muerte sino cambios bruscos, y los cambios bruscos no le gustan a nadie.

El número 15 significa el diablo, el que encanta, engaña y atrae al otro. También alude a la brujería y lo oculto. En la carta de tarot significa el que engaña, el que da algo malo; es la representación de la traición, los vicios, las mentiras y la corrupción.

El número 18 es la luna, lo oculto, la magia, la brujería, el intuitivo que debe usar toda su suerte para salir adelante.

Pero ¿qué tiene que ver esto con nuestra historia? Pues bien, la hija se enferma teniéndole miedo a los números que representan lo esotérico, porque en el fondo

le está dando la razón a su madre: "No podemos ser fe-
lices. La mala suerte, la brujería y lo oculto no nos de-
jan". En otras palabras, ella le tiene que dar la razón a
la mamá, pues si no lo hace, será la rara de la familia.

Cristina no puede sobresalir, pues le haría un
deshonor a su madre. Pero les aseguro que en cuan-
to termine de descodificarse, será una nueva persona.

No darse cuenta

Entonces, ¿qué es el Minimaxi? Es la palabra con la que en biodescodificación de enfermedades definimos ese momento en la vida en que tendríamos que despertar, para darnos cuenta de que deberíamos hacer algún cambio inmediato y evitar algún momento desagradable.

Estar en el Minimaxi es no darse cuenta de lo que está pasando; es no darse cuenta de que se está en el lugar o con la persona incorrecta.

Un hombre no llevaba dinero a casa; solía decirle a su
esposa que no le pagaban, que le habían descontado
un préstamo... mentía una y otra vez y la mujer se lo
creía porque estaba en el Minimaxi.

Un día, una amiga le hizo un reclamo a esta mu-
jer: "María, pasaron años en los que tuviste que tra-
bajar el doble y nunca se te ocurrió investigar cómo
estaban las cosas con tu marido. Todos sabíamos que él
tenía otra familia; era algo obvio, pero tú no lo veías".

Tiempo después el hombre enfermó y fue a parar
al hospital. Se puso grave y de pronto apareció toda

una familia a visitarlo. Resulta que esa familia era la que había formado mientras la esposa estaba en el Minimaxi; mientras justificaba sus llegadas tarde, su falta de colaboración para los gastos de la casa y su desgaste en el sexo.

Fue la vida la que le quitó la venda de los ojos.

Sobrepeso: árbol que tapa el bosque de la delgadez

Tal como el pobre, el carente o el abandonado, el gordo decide un día tomar distancia respecto de su árbol, verse por primera vez tal cual es y no gustarse. Al despertar, al salir del Minimaxi, se preguntará dónde es que estuvo antes de todo esto y qué le está pasando. Se estará dando cuenta ahora de que estuvo en la conciencia de un árbol cuyas hojas tapaban su bosque de delgadez.

Despertar duele. Con el sobrepeso, un día te miras en el espejo de reojo y no quieres ni siquiera levantar la mirada; te das cuenta de que te has deformado, que tu cuerpo utiliza mayor espacio que el que ocupaba antes.

¿Qué pasa ese día que te miras en una foto y dices: "¡Oh, por Dios, soy la hermana de King Kong!". Y sin duda al lado tienes una amiga muy guapa y bien formada que te hace el sutil comentario: "No te preocupes, la foto y las cámaras engordan", en tanto tú le preguntas: "¿Pero por qué me engorda a mí y a ti no?". En seguida tu amiga se encoge de hombros sin respuestas. La foto finalmente logra sacarte del Minimaxi.

¿Por qué no podemos vernos cuando aumentamos un kilo, dos, tres o cuatro? ¿Por qué llegar a diez o más? ¡Esto no tendría que ser normal!

Sí... es normal en todos los aspectos de la vida. Se despliegan ante nosotros miles de banderitas rojas que nos dicen que por ahí no es el camino, pero nosotros, necios, ciegos, entusiasmados, no vemos nada. Luego vienen unas banderas más grandes, como las que están en la llegada de la pista de carreras haciendo piruetas para que las veamos y seguimos caminando como si nada, hasta que llega la última y nos pega en la cabeza para despertarnos. Quedamos ahí asombrados, absortos, como si nunca hubiéramos estado parados en ese lugar de la vida. Nos sorprendemos cuando el resto de nuestro entorno se había cansado de mostrarnos la verdad de donde estábamos parados.

Ahora tendrás que pensar cómo resolver el sobrepeso. Ya no podrás ser el mismo: tendrás que indagar cómo salir del lugar incómodo en el que estuviste. Sin duda encontrarás una respuesta, pero no será fácil.

¿Por qué no bajar de peso cuando había apenas dos o tres kilos de más?

Lo que tú no arreglas, la vida lo resuelve del modo que más se le antoja, y siempre se le antoja de una manera cruel. Se te debe ocurrir por qué no pudiste despertar antes si todo indicaba que se podía salir a la luz mucho tiempo atrás. ¿Por qué no bajar de peso cuando había apenas dos o tres kilos de más?

La respuesta es porque tu sistema transgeneracional no te dejó hacerlo. ¿Sabes por qué? ¡Porque no le convenía que lo hicieras! Te necesitaba gordito, grande, blandito, lleno de llantitas para que lo defendieras del depredador. ¿Y quién puede ser el depredador? Depredador puede ser cualquier persona que saquea, destroza, se aprovecha o saca utilidad de alguien inescrupulosamente. Estas personas pueden ser conocidos, familiares o factores diversos:

Una madre castradora, manipuladora, controladora, narcisista, sobreprotectora.

Un padre violento, ausente, inescrupuloso.

Una situación de abandono o de abuso.

Humillaciones, rechazos, traiciones, injusticias.

Todos éstos son los depredadores a los que diste poder, pero a quienes también puedes quitárselo. En el siguiente capítulo te enseñaré cómo.

Capítulo 3

Árbol genealógico y psique: claves del conflicto

No es fácil salir de la telaraña de la repetición inconsciente, pero por supuesto que es posible. Para ello es necesario ahondar en la historia familiar y hallar el conflicto que originó la situación problemática actual, en el caso de este libro, el sobrepeso.

Estabas en tu Minimaxi cuando engordabas mes a mes y año con año. No podías ver lo que tenías que ver para poder corregirlo, porque tus antepasados te querían gordo (o pobre o abandonado). Pero ¿para qué crees que te querían así? Seguramente eres un reparador: un ser que decidió hacer un cambio de historia, por lo que deberás enfrentarte a todo tu árbol como un guerrero.

Como vimos en el capítulo anterior, el Minimaxi es el modo en el que el cerebro no quiere ver las "banderitas rojas" porque son muy dolorosas. Esos acuerdos inconscientes o fidelidades ocultas en los cuales los comportamientos, hábitos y conductas son inmanejables, se hacen muy presentes para boicotear los cambios positivos que desea hacer una persona desde la parte consciente. Pero si no se va al fondo de la cuestión, a los valores, a cambiar éstos, flexibilizarlos o incorporar algunos, todos los cambios durarán unos días y luego se volverá a la normalidad.

Para comprender mejor esto, te explicaré la pirámide de nuestras relaciones:

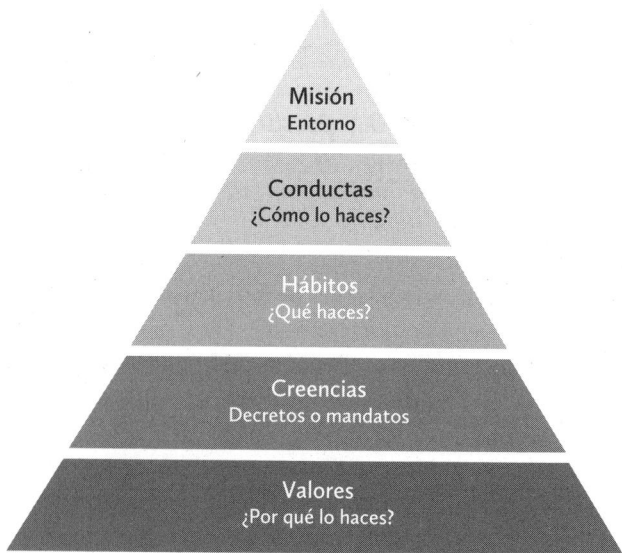

Misión. La misión es mostrarle al otro lo que te gusta hacer.
Misión es pasión. Esta pirámide muestra que con el entorno desarrollamos nuestra misión, pues lo que no tiene intercambio humano, no es misión. Nadie estudiaría
música si no fuera para compartir esa melodía con alguien que la quisiera escuchar.

Conductas, hábitos y creencias. Debajo del entorno y de la
misión existen las conductas y los hábitos; y más abajo de
la pirámide se ubican las creencias, que no son otra cosa
que los mandatos.

Valores. Son la base de la pirámide y constituyen nuestros te-
soros. Valores fuertes pueden ser la honestidad, la verdad, la fidelidad, el amor y muchos más.

Los valores son sagrados y diferentes para cada persona. Pero si todo un árbol tiene valores que indican que ganar dinero no es para ellos porque consideran que atrae envidias, a esta familia le costará romper con ese valor de carencia porque los valores forman las creencias y por encima de ellas están los hábitos, las conductas y la forma de relacionarse con los demás.

Si algún integrante de la familia formó una creencia de carencia muy fuerte en su cerebro, este personaje, aunque ya no esté con vida, llevará a todos a la ruina económica, puesto que los llenó de miedo respecto del dinero y la forma de relacionarse de un modo congruente con los valores. Si para otra familia ser flaco significa estar enfermo, entonces hay que estar gordo. Si estar gordo te protege de las agresiones sexuales o de la pareja, habrá que juntar kilos.

Si no se va al fondo de la cuestión, a los valores, todos los cambios durarán unos días y luego se volverá a la normalidad.

Factores transgeneracionales y psicológicos que influyen en nuestra historia

La historia de cada integrante de la familia está escrita en el libro sagrado de su árbol. Tienes que estar agradecido con ese árbol porque necesitaste dos padres, cuatro abuelos, ocho bisabuelos y 16 tatarabuelos para que pudieras nacer. En total fue necesaria la participación de 30 personajes para que se lograra el milagro de tu vida, quienes tuvieron que darse un beso para leer sus códigos genéticos. Son 30 mentes con más de cinco valores por cada uno y dos o tres tendencias a algo negativo, como enviudar, ser abandonados, no ser reconocidos, entre otras.

Poner atención a nuestro árbol genealógico permite sacar a la luz las limitaciones, prohibiciones y reglas a las que somos fieles y que, a veces, no sabemos que podemos bendecir y liberar.

A lo largo de este capítulo te hablaré sobre aquellas situaciones transgeneracionales que tienden a crear conflictos, así como de factores psicológicos que determinan nuestra historia de vida, como las heridas de la infancia y los temperamentos.

Traumas en etapas de pre-gestación, gestación e infancia

Creemos que la parte más importante de nuestra vida es la niñez, y la verdad que sí lo es. Pero no es la única. Todos sabemos que el embarazo puede influir en la psique del bebé, que los primeros meses son básicos para su formación psicológica; pero los anteriores al embarazo también son fundamentales. Según los metafísicos, el alma del bebé ronda dos años antes de nacer a la familia de la cual elegirá su árbol genealógico. Aciertos y desaciertos trabajarán en él.

Para sacar la fecha de pre-gestación y gestación hay que ir a la fecha de nacimiento. Lo ejemplificaré con mi madre. Ella nació el 1 de octubre de 1933. Iré tres meses hacia delante para sacar su fecha aproximada de gestación. Si nació en octubre, contaré también noviembre, diciembre y enero, o sea que mi abuela materna quedó embarazada de mi madre aproximadamente un primero de enero. Ahora iré tres meses más adelante para identificar la fecha de nueve meses antes de su gestación: febrero, marzo y abril, o sea, mi madre tiene una pre-gestación en abril de 1932, mi abuela se embaraza en enero de 1933 y su hija nace en octubre de 1933.

Si a un niño no se le presta atención durante su gestación en el vientre, cuando sea grande es posible que tenga una herida de abandono (hablaremos de las heridas de la infancia más adelante) y eso lo haga engordar.

Ahora bien, ¿qué puede hacer engordar a una persona que tenga que ver con traumas de cuando era bebé o niño? Lo que puede hacerlo engordar es que algunos de sus antepasados hayan tenido estos conflictos: abortos, engaños, llevar doble vida o tener doble moral, enfermedades de origen sexual, prostitución, asesinatos, malos tratos, homosexualidad, ser hijo de un padre que no es el que se cree, entre otros.

Si una persona de 30 años tiene 20 kilos de más, quiere decir que nos tendríamos que ir por cada kilo de más un año hacia atrás. Entonces, tendríamos que preguntar qué le ha pasado a los 10 años, porque 30 menos 20 queda en 10.

Si a un niño no se le presta atención durante su gestación, cuando sea grande es posible que tenga una herida de abandono y engorde.

Figura paterna

Como mencionábamos, para encontrar conflictos ayuda el preguntar qué pasó en el parto, qué pasó en el embarazo y nueve meses antes del embarazo. Tendrás que preguntar qué le pasó a tu papá en ese periodo, porque el padre es quien carga toda la psique nueve meses antes de que el bebé se geste. Esto es un tema de energía. Todo lo que le suceda al padre se gestará nueve meses antes de que nazca el bebé; así es como ese niño puede forjar una personalidad débil o fuerte.

En tanto, si la familia quiere que el padre o abuelo quede como un superhéroe, nunca lo harán quedar mal, siempre será el mejor, haga lo que haga. Esto puede traer un problema de carencia.

Si el padre no trabajaba o se queda sin trabajo durante la gestación o en el lapso de los nueve meses antes de la gestación (pre-gestación), pasarán muchas vicisitudes con el dinero, pues se pensará que el niño no vino con la torta bajo el brazo.

Todo lo que le suceda al padre se gestará nueve meses antes de que nazca el bebé.

Hijos muertos y abortos

Es fundamental indagar qué pasó con los hijos que murieron y los que fueron abortados, tanto de manera espontánea como provocada, pues representan una vida que ha dejado un legado, aunque no hayan llegado a existir. En la gordura, las personas llevan abortos propios, así como de sus abuelas.

Si se trata de un aborto anterior al embarazo, las células del niño que se abortó pasarán al niño nuevo. O sea que si naces después de que tu madre tuvo un aborto, tendrás algo de fastidio e incongruencias al querer tomar decisiones, pues llevas restos de células de un hermano tuyo.

Por su parte, así como el hombre puede dejar embarazada a la mujer, muchas mujeres cuando se enteran que están embarazadas no son capaces de tomar en cuenta la opinión del padre y abortan al bebé, como si el padre no existiera. Actualmente hay leyes en algunos países avanzados que permiten al padre interferir en esta decisión. Un hombre puede tener sobrepeso porque está cargando la energía de ese bebé que se perdió y que muchas veces ni sabe que tiene.

**En la gordura, las personas llevan abortos propios,
así como de sus abuelas.**

Hijos únicos

Los hijos únicos sienten que el mundo se les viene encima; todo el árbol genealógico está sobre ellos. Ser hijos únicos nos habla de venir de una pareja conflictiva, de un transgeneracional que nos ha elegido para ser reparadores.

Si estás leyendo esto y estás a punto de decidir si te quieres quedar con un hijo o te animas a tener otro, mi consejo es que tengas más. No le prives a un hijo la posibilidad de saber qué es un hermano. Si bien no se extraña lo que nunca se ha tenido, en el momento en que los padres se hacen grandes, el peso cae sobre el hijo único.

Si los hijos se llevan más de ocho años, son únicos para la biología pero no para la lectura de esto. Si antes de que tú nacieras o después hubo abortos, ya no eres único.

Si estás leyendo esto y dices: "Yo me hago cargo de mis padres como si fuera hijo único, porque mis hermanos se desentienden", en realidad no eres hijo único: estás en desarmonía con el lugar que ocupas porque todos tendrían que hacerse cargo de los padres por igual.

Familias con muchos hijos

Se ha observado que al ahondar en la historia de los ancestros, quienes tienden a determinar una conducta especial son los abuelos, bisabuelos o tatarabuelos que hayan tenido más hijos. Se le llama "el lobo alfa" en caso de que sea un hombre o "la loba alfa" en caso de que sea una mujer la que domine un árbol.

Nadie tiene hijos porque sí, aunque parezca que es natural. En épocas anteriores nuestras abuelas se embarazaban continuamente porque no se usaban anticonceptivos o preservativos, o bien, como decían nuestros padres, ellos nacían porque en su casa no tenían televisor.

Al tener muchos hijos, una familia inconscientemente estará marcando territorio en su árbol y será preciso revisarla muy bien. Lo más probable es que se piense que la abuela tuvo muchos hijos porque el instinto sexual del abuelo era muy fuerte y ella la más sumisa de todas. Pero es muy común que la abuela de sumisa no tuviera nada.

En India, las mujeres llegan a tener entre diez y catorce hijos; la mitad se mueren al nacer o al poco tiempo. Habría que averiguar por qué les sobreviven o mueren los hijos en determinadas comunidades o por qué las mujeres se dejan poseer por el macho si saben que no tendrán la asistencia o la manutención adecuada para que sobrevivan sus hijos.

Por otra parte, hoy la mujer que carga con una familia y tiene que proveerla, aumentará de peso para equilibrar todas sus carencias, y lo mismo el hombre cuando es sostén para todo. Siempre estarán relacionados la morfología del cuerpo con el dinero, el amor y el sobrepeso.

La mujer que carga con una familia y tiene que proveerla, aumentará de peso para equilibrar todas sus carencias, y lo mismo el hombre cuando es sostén para todo.

Nombres propios

Con respecto a ponerles el mismo nombre de padres o abuelos a las nuevas generaciones, por más que se crea que es un honor, en realidad sería un peso enorme para los recién nacidos, pues cargarían con toda la historia de vida de su antepasado. Sugiero evitar poner nombres a los recién nacidos que lleven mucho peso familiar o con la historia que influye en un inconsciente colectivo (María, Rosario, Ángeles, Consuelo, Socorro, Dolores, José, Josefa, Jesús...).

Tampoco es recomendable poner nombres de quienes hayan muerto en accidentes o tras enfermedades graves, o bien de personas fracasadas. Evitemos a toda costa sobrecargar a los recién nacidos con historias o conflictos de nuestro árbol.

Fechas

Las fechas en un árbol se repiten, sobre todo las que tienen que ver con historias que deseen entrelazarse o seguir pasando de una generación a otra. Por ejemplo, el que un niño quiera nacer en Navidad o día de los Reyes Magos es un hecho que no habría que pasar por alto; quizás esa fecha y esa personita nos quieran decir algo.

En cuanto al sobrepeso, es habitual que se repitan las fechas en que se empieza a engordar y en que se tiende a adelgazar.

> **Es habitual que se repitan las fechas en que se empieza a engordar y en que se tiende a adelgazar.**

Lugares

¿Un lugar puede influir en nuestras vidas? ¡Sí, por supuesto! Si en un lugar hay historia para nosotros, sea buena o mala, éste influirá no solamente en nosotros, sino en nuestros descendientes, sobre todo si los conflictos o vivencias que se tienen en la mente inconsciente son muy fuertes.

Cada vez que va a Punta Cana, playas divinas de República Dominicana, mi amiga Gabriela termina con su galán en turno. Si cada vez que va a Punta Cana le pasa lo mismo, ¿entonces para qué va? ¿No podría ir a otra playa?

En cuanto al desarrollo de sobrepeso, hay que tomar en cuenta que aquellos lugares en donde nos hayamos angustiado, donde siempre festejemos o que añoremos, pueden hacernos engordar.

Fobias, miedos

Si sientes que un lugar, un barrio, una conversación o una compañía no te gustan; si le tienes miedo a algo y no sabes por qué, ¿qué tienes que hacer? Habría que averiguar por qué hay repulsión por ciertas cosas y no quitar el dedo del renglón. No es una casualidad que tengas miedo a algo que nunca te haya sucedido o te sientas incómodo en algún lugar o con alguna persona.

Puedes tenerle miedo a una araña, pero resulta que nunca te han picado; entonces dirás que fue un miedo de tu vida pasada, que en otra vida te picó una araña o podríamos pensar que alguien de tu árbol genealógico tuvo una historia relacionada con las arañas. También puede ser que la araña sea un símbolo de conflicto con algún ser querido.

Recuerda que ningún malestar, repulsión, miedo o asco aparece sólo porque sí. Todo está relacionado con todo.

Problemas de autoestima

Yo sabía que mi autoestima dependía de mí, pero a veces me confundían todas las opiniones ajenas. Ahora sé que esas opiniones las atraigo como prueba del valor personal que me doy a mí misma.

La autoestima es ese valor de empoderamiento con el que se toman decisiones, se actúa con mayor seguridad y nos da la fuerza para ir por lo que queremos. Es ese lugar interior donde se siente la libertad de ser uno mismo. Es ese justo valor que nos damos para ser y hacer lo que amamos.

El poder de la autoestima es incalculable. Cuando una persona, familia o país la tienen, se puede lograr todo.

Esta virtud, don o poder va de la mano con la humildad de servir con alegría y con la salud. Todas las enfermedades provienen de la falta de empoderamiento, que no es otra cosa que autodesvalorización y culpas.

La autoestima es ese lugar interior donde se siente la libertad de ser uno mismo. Todas las enfermedades provienen de la autodesvalorización.

Herencia familiar

La autoestima es heredada, adquirida de generación en generación. En un árbol genealógico con personas soberbias y arrogantes o de gente sin autoestima, los integrantes de las próximas generaciones se encontrarán en problemas.

A veces podemos irnos a los extremos y estar tocando la misma línea de desvalorización. Una familia orgullosa, soberbia y arrogante tendrá tan baja autoestima como una que se menosprecia. Los dos extremos se tocan para llevar a las generaciones venideras miles de plagas emocionales, como la creencia de valer poco, los celos, los miedos y los complejos de compararse con otros. Esas generaciones que no resolvieron se adhieren energéticamente, de alma a alma, a las nuevas, para que éstas resuelvan con su sabiduría. De lo contrario, pasará a las siguientes generaciones, repitiéndose hasta la cuarta generación.

En una pareja se necesitan dos personas empoderadas, lo suficientemente humildes para reconocer sus fallas y lo suficientemente fuertes para no sucumbir a cualquier comentario de desvalorización.

Para lograr este equilibrio personal y en la pareja, tenemos primero que sanar nuestra relación con los padres. Ellos son los que nos heredan la posibilidad de querernos o no querernos.

Nuestra memoria celular puede ir hacia atrás en el árbol y heredar la baja autoestima de la abuela o de la bisabuela, o bien la desvalorización de algún integrante de la familia que no fue visto y por este motivo se ha convertido en un excluido.

La buena autoestima nunca viene de nosotros mismos, ni se baja por sí sola. No darse valor es parte de creencias adquiridas desde nuestra infancia.

Culpa

En biodescodificación se dice que todas las enfermedades vienen por no valorarse. Todos los problemas se originan de la desvalorización. Quien lucha por salir adelante con autoestima, logrará sobreponerse a cualquier enfermedad. Quien se calla la boca, quien aguanta todo lo que no le gusta, en algún momento, por el punto más débil, manifestará alguna enfermedad en su cuerpo. Pero quien al defenderse siente culpa, estará peor que el que se calla.

La culpa implica pensar en el no merecimiento, creerse el cuento que te dicen cuando haces las cosas mal; cuando crees que es por ti que el mundo está tan mal.

Los malos no sienten culpas; y ellos sí tendrían que sentirla. Pero los buenos se sienten culpables hasta por respirar y contaminar el aire. Aplastas una cucaracha y estás afligido todo el día. No quiero pensar cómo la pasarás si llegamos a atropellar a un perrito.

Hay familias enteras que te hacen sentir culpable:

Una madre (chantajista) que dice enfermarse por tu culpa.

Un marido que está triste porque estás tomando un curso de crecimiento personal con Yohana.

Un patrón que afirma que eres el causante de que la empresa no funcione bien.

El malo no escucha y el bueno carga con las culpas del otro. Claro, cuando te comes todas las culpas que te inventas, las que crees que son tuyas, tienes que sufrir a como dé lugar; pero en realidad no son tus cargas, son de quien te las inventa para hacerte sentir mal y que por ello sufras.

Dirás: "¿Qué ganará el otro con hacerme sufrir?". No ganará nada, sólo se quitó su ansiedad en el momento que te echó la culpa. Es la única forma que tienen de manipularte para que no crezcas.

Conozco a muchas mujeres que después de ser maltratadas por sus maridos, cuando se divorcian, les dejan todo lo material que ellas mismas ayudaron a construir porque se sienten culpables de haber provocado la separación. A veces piensan que quizá si hubieran aguantado más, todo estaría en orden. Sus hijos, su casa, todo. Se sienten poco merecedoras de lo bueno y dejan que el maltratador se quede con todo. Claro que este sujeto seguirá buscando el lado flaco de su exesposa para ver qué más le saca. ¡Eso es manipulación!

Cuando te comes todas las culpas que te inventas,
tienes que sufrir; pero en realidad no son tus
cargas, son de quien te las inventa para hacerte
sentir mal.

Así que resulta que ahora es lo mismo el bueno y el malo... En Argentina hay un tango cuya letra me encantaría que leyeras. Parece muy actual, pero el autor, Enrique Santos Discépolo, lo escribió en 1935. Se llama "Cambalache" y se compuso para la película *El alma del bandoneón*, estrenada en 1936.

CAMBALACHE

Que el mundo fue y será
una porquería, ya lo sé,
en el quinientos seis y en el dos mil también;
que siempre ha habido chorros, ladrones
maquiavelos y estafaos,
contentos y amargaos,
barones y dublés.
Pero que el siglo veinte es un despliegue
de maldá insolente,
ya no hay quien lo niegue.
Vivimos revolcaos en un merengue,
y en el mismo lodo todos manoseados.

Hoy resulta que es lo mismo ser derecho que traidor,
ignorante, sabio o chorro,
generoso o estafador.
Todo es igual, nada es mejor.

Lo mismo un burro que un gran profesor.
No hay aplazaos ni escalafón,
los inmorales nos han igualao.
Si uno vive en la impostura
y otro roba en su ambición,
da lo mismo que sea cura,
colchonero, rey de bastos, caradura o polizón.

¡Qué falta de respeto! ¡Qué atropello a la razón!
¡Cualquiera es un señor! ¡Cualquiera es un ladrón!
Mezclaos con Stravinski, van Don Bosco y la Mignon,
don Chicho y Napoleón, Carnera y San Martín.
Igual que en la vidriera irrespetuosa
de los cambalaches negocios de tonterías,
se ha mezclao la vida,
y herida por un sable sin remaches
ves llorar la Biblia contra un calefón.

Siglo veinte, cambalache
problemático y febril;
el que no llora, no mama,
y el que no afana es un gil.
¡Dale nomás! ¡Dale que va!,
que allá en el horno nos vamo a encontrar.
No pienses más, échate a un lao
que a nadie importa si naciste honrao.
Da lo mismo el que labura noche y día como un buey,
que el que vive de los otros,
que el que mata o el que cura
o está fuera de la ley.

Hoy todo se mezcla; lo bueno y lo malo. Ahora una madre responsable es anticuada; un padre mujeriego es divertido. Todo está al revés... Me acordé de aquella cancioncita:

> Me dijeron que en el Reino del Revés
> nadie baila con los pies,
> que un ladrón es vigilante y otro es juez
> y que dos y dos son tres.
>
> Vamos a ver cómo es
> el Reino del Revés.
>
> Me dijeron que en el Reino del Revés
> cabe un oso en una nuez,
> que usan barbas y bigotes los bebés
> y que un año dura un mes.
>
> Vamos a ver cómo es
> el Reino del Revés...

"El reino del revés",
de María Elena Walsh (fragmento)

Falta de amor

Sacando fuerzas quién sabe de dónde, se animó a decir:
—Me contaron que la única forma de detener el tiempo es con un beso, ¿tú qué crees?
Entonces, buscando dulcemente en su mirada, respondió:

> *—Si te beso no quisiera detener el tiempo, quisiera que el tiempo corra y corra, tanto como para sentir que te he besado por toda la eternidad.*
>
> *El primer rayo de sol comenzaba a reflejarse por la pequeña ventana. Ambos sabían que la eternidad estaba al alcance de sus labios...*

Pero como no me besabas ni te importaba mirarme mientras el tiempo pasaba, yo besé el pan, las tortas y todo lo rico, dulce y engordante que encontraba mi alma. Y no sólo las miré con amor y con alegría, sino que me las comí casi sin darme cuenta de que eso me engordaba.

Una especie de amor incondicional a lo rico me sorprendía en ciertas horas del día y tal como un enamorado piensa en la otra persona todo el día, así pensaba yo de forma obsesiva en ese alfajor que tenía en el refrigerador.

Así como cuando tienes una obsesión por alguien y, luego de dudarlo y aguantar las ganas, decides llamarlo, y luego el otro ni se emociona contigo, así me pasaba con lo rico y prohibido. Pensaba: "Ahora me lo como. No, mejor no. Mejor sí". Y ahí iba por ese bocadillo rico. Y no iba por uno ni por dos: ¡iba por todos! Había que terminarlo.

Y como toda obsesión que no tiene ni principio ni final, el ciclo se repetía todos los días a la misma hora; cruzaba la calle desde mi oficina a una cafetería para comprarme dos panes de queso y un café.

Quizá yo no estaba consciente de la hora. Pero mi cerebro de gordo sí sabía muy bien sacar cuentas, comer porciones y establecer momentos de grandes boicoteos.

Mi nutrióloga, la doctora María Estela Aparicio, me dijo un día: "Si pruebas esa pizza que tanto te gusta, se te despertará el ogro que llevas dentro y no lo podrás parar". Esta sentencia me ayudó a crear el ejercicio que te propongo a continuación.

Ejercicio
EL OGRO: CONECTAR CON TU PARTE GORDA

Piensa en cómo vas a bautizar a tu obeso tragón. Le darás un nombre en particular que tenga que ver con tu parte adictiva.

- Si esa parte tomara forma, ¿qué apariencia tendría?
- ¿Qué piensas cuando va a comer el ogro?
- ¿Se te aparece la idea en la cabeza de que quieres especialmente *eso* para comer? Así como le pasa al alcohólico o al que fuma, que sólo piensa en ir a la tienda para comprar su vicio.
- ¿El ogro toma el alimento sin siquiera pensar en que se lo va a comer?
- ¿Cuándo lo tomas?

Cierra los ojos y conéctate con tu parte gorda, ésa a la que le gusta comer y que cuando lo hace no le importa cuántas calorías contiene un alimento. Pregúntale:

- ¿Para qué estás dentro de mí?
- ¿De qué me cuidas?
- ¿Cuál es el regalo oculto que me traes?

Agradécele por estar todo este tiempo contigo, pero dile que ya no la necesitas. Sabes que esa parte tuya querrá seguir cerca, pero tú deberás buscar dónde ponerla, sin enojarte ni maltratarla.

Tu parte gorda, esa que no te gusta, ha tratado siempre de salvarte del depredador. Por eso, por ahora, sólo la reconoceremos, le daremos una forma, un nombre, y le diremos que tenga cuidado con nosotros porque al término de este libro no quedarán restos de ella.

Para matar esta parte, este ogro, hay que encontrar las carencias tanto económicas como afectivas. Debes buscar en tu historia cuántos desamores te has tragado.

CUANDO LA FALTA DE AMOR ENGORDA

El discípulo corrió hacia su avatar para alcanzarle el paso. De pronto, el maestro se detuvo en medio del bosque y el discípulo le dijo:

—Maestro, sé que quizá sea inoportuno y lo haya interrumpido de sus meditaciones, pero si no le digo lo que siento, no podré concentrarme en lo que sigue. Quiero contarle que nunca conocí el amor. Creo que andaba en ilusiones vanas. ¿Puedo contarle lo que me pasaba?

—Adelante —dijo el maestro, y luego comentó un pensamiento en voz alta—. Cuando los amores nacen a destiempo, se quedan casi siempre en la nada.

—Sabias palabras, maestro. Le contaré lo que he escrito después de ese ejercicio que hicimos la semana pasada sobre el amor y el sobrepeso.

El alumno buscó en una bolsa una nota que decía así:

Si tuviera que elegir entre verte y no verte, no elegiría nada

Si tuviera que amarte como yo me lo imaginaba

Hubiera podido decirte todas esas palabras que me callaba

En ese tiempo y con suerte, hubiera buscado una musa que me inspirara

Pero ahora que tengo tiempo para darte todo lo que esperabas

Ahora... ya no te encuentro en donde te buscaba

Ahora tendrás que saber por qué mi alma no te hallaba

¿Te preguntarás por qué? Porque no tenía ganas

Así andábamos a destiempo, a contramarcha

Sin deberte, ni pagarte con migajas

Porque al final, entre el deber y el haber, la suma no daba nada

Porque entre tú y yo sólo existía una brecha ancha

Brecha de mentes diferentes y acciones baratas

Porque entre mi amor y tu desamor, yo me debatía entre abrazos de colores y caricias de hojalata

Y anduve ciego, desparramando autoestimas bajas

Ahora ya sé cuál es la diferencia exacta:

Entre el amor real y las ilusiones de energías nefastas

Ahora sé de qué tengo ganas...

Ahora puedo decirte tantas cosas, a diferencia de cuando no te decía nada

Ahora yo sé que mis silencios tenían menos palabras y más pausas

Y para una mujer las pausas son sinónimo de grandes alarmas

Y yo no te decía nada, porque en mis silencios... estaba la verdad de cuánto te amaba.

—Así es —dijo el maestro—. Entre amores y desamores transcurre la vida, y no por eso la debemos llevar encima, porque la carga es dura y pesada.

Cuando no nos miran, cuando no nos ven, tampoco nos vemos. De pronto un día, en algún momento, despertamos. Y despertar duele.

Ese día nos preguntamos dónde habíamos estado y en qué tiempo nos perdimos en la cotidianidad que nos solidariza en compartir la vida con los otros. En ese compartir sin duda hay desavenencias que para algunas personas son situaciones inverosímiles y para otras duras y exhaustas.

Pero el mundo es de los valientes y para los sensibles el mundo es una amenaza constante. Para ellos todos los sufrimientos ajenos son propios.

Penas ajenas

Recuerdo una película que vi hace muchos años en la que está San Pedro, ya viejo, escuchando la voz de Dios. Éste le dice, abriendo las compuertas del cielo:

—Pedro, debes ir a otra ciudad.

Pedro ve a Dios y le dice:

—Estoy viejo y no me puedes mandar para un lado y para el otro. Ya me duelen los huesos.

—Cuando eras joven, ibas a donde querías, pero cuando eres adulto vas a donde yo quiero que vayas.

—Además, Dios, me duele el dolor ajeno y estoy cansado de sufrir.

—Cuando te duele el dolor de los demás es cuando me llevas a mí adentro.

Si bien es cierto que cuando te duele el dolor ajeno —hasta el de la gente que ni conoces— es que llevas a Dios y al universo adentro, ahí tienes un buen motivo para no hacer masa muscular. Mientras seas sentimental y emocional, tu cuerpo será blandito, por más gimnasia que hagas.

Si quieres ser una persona musculosa, además de entrenar y comer proteínas, tendrás que ser más rígido y llevar a Dios afuera de tu cuerpo, por encima y no por dentro. Porque tú no eres Dios, no puedes con el dolor ajeno, con las penas que no te corresponden. Como dice la canción del arriero:

> Las penas y las vaquitas,
> se van por la misma senda,
> las penas son de nosotros,
> las vaquitas son ajenas.

Así que, si queremos bajar de peso, tendremos que quedarnos con nuestras penas y no con las ajenas, para no terminar siendo vaquitas apenadas.

**Consulta el apartado sobre proteínas
en el capítulo 5 de la segunda parte.**

Estar gordo para inconscientemente no atraer pareja

Muchas personas se llenan de grasa para ser vistas por su madre y no ser vistas por el sexo que elijan tener como pareja. ¿Por qué hay tantas personas que no encuentran una buena pareja? Porque el que quiere, puede. Hay que ir al fondo del problema.

Las personas que están solas y sueñan con tener una pareja se preguntan asiduamente:

¿Cómo puede ser que ningún amor venga por mí?

¿Será que no valgo lo suficiente?

¿Será que no soy lo suficientemente guapa (o guapo) para alguien?

¿Será que ya se pasó mi tiempo?

¿Estaré buscando en el lugar equivocado?

Yo les diría: ¿Será que su inconsciente no quiere atraer a nadie?

Para explicarte la atracción te contaré lo que he aprendido en varios cursos y libros. Las mariposas hembra producen un químico que atrae a los machos y entonces todos los machos de la misma especie salen a buscarla. Alguno se arriesgará más y atravesará vientos en contra con tal de llegar a su amada. La atracción es meramente sexual, pues en los animales no podemos hablar de amor (aunque en los seres humanos cueste creer que todos son puramente amorosos, pues muchos están peor que los animales). La mariposa espera en un rincón a que su amor llegue. El macho vuela hacia ella y copula para luego retirarse. Entonces podríamos decir colorín colorado, tuvieron maripositas y este cuento ha terminado.

Hubo más mariposas macho que quisieron ir por ella y ella podría haber expandido su olor de mariposa fatal para que vinieran todos al mismo tiempo, pero moriría de tanta copulación. Entonces ella dispara poco a poco sus químicos para que sólo uno llegue. Sabe cómo manejar ese olor o químico y si quiere que vengan muchos o pocos a buscarla.

En las personas el comportamiento es igual. Es el macho el que busca a la hembra a través de los químicos que, traducidos en ciertos olores, ellas despiden a medida que su inconsciente quiera atraerlos. Si una mujer (o un hombre) en su inconsciente no desea tener pareja, inhibirá la forma de atraerlos(as), aunque crea que está decidida(o) totalmente a hacerlo.

Por eso cuando alguien está sin pareja es común que entre amigos se suscite la siguiente conversación:

—Estás solo porque quieres.

—Eso no es así... yo tengo la mejor disposición, pero nadie me atrae o quizá sea yo quien no atraiga a nadie.

Yo diría que no atraes porque tienes miedo, porque no expides todos tus químicos ya que temes que te lastimen. Cuanto más lastimado estés, más miedo tendrás de captar más de lo mismo.

El problema puede estar conformado por conflictos anteriores vividos en pareja, que dan una alarma invisible al cerebro para que no busque más un compañero o compañera, pues eso es peligroso para la persona. Entonces hará todo lo posible para que ese macho (o hembra) que quiso atravesar vientos y mareas para encontrar su pareja, no lo pueda hacer.

Cuando hay dentro de la familia un acuerdo invisible o fidelidad oculta de no tener pareja, pueden pasar dos cosas: que realmente el macho venga a tener relaciones sexuales para luego irse y no tener compromiso, y la otra, que simplemente no venga nadie. Y si no viene nadie es porque ese aroma —que en nosotros los humanos se llama feromonas— por alguna razón se está inhibiendo.

La magia de la atracción no será suficiente porque en el cerebro, que saca cuentas, hay una frustración con la pareja. Al no ser claras las creencias ni los valores familiares sobre la conducta de los machos, es probable que no se tenga congruencia en atraerlos.

La metafísica habla de ser positivos y pensar bien para vibrar bien: "Hay que vibrar en las cosas buenas"; pero yo agregaría: "Hay que pensar congruentemente en positivo junto a todo nuestro árbol genealógico para que realmente las cosas ocurran".

Hay personas que se llenan de grasa
para ser vistas por su madre y no ser vistas
por el sexo opuesto.

Las cinco heridas de la infancia

Las creencias de desvalorización adquiridas pueden conllevar alguna de estas cinco heridas: el rechazo, el abandono, la injusticia, la traición y la humillación. Las personas que pasaron por nuestra infancia y dejaron estas heridas no son las verdaderas culpables. Aquí no hay culpas; hay programas mentales.

Las cinco heridas andan volando por los aires y el que tiene predisposición para tomar alguna, la hace suya. Hay a quienes se les hace todo el daño posible y quizá la herida que crees que tendrían que tomar no la toman; hay quienes reciben muchos golpes en su vida y no les causa dolor. Lo que hace que una persona lleve una herida es el programa de su ADN transgeneracional.

Las heridas suelen repetirse: si mi padre o mi madre la tienen, es posible que yo la tenga o la haya polarizado. Si mi bisabuela fue humillada por los hombres de su familia, es factible que yo adquiera esa herida. Esa huella de dolor formó un programante; si de niña una maestra me humilla y yo me siento muy mal, la maestra es el desencadenante. El desencadenante puede ser una persona o una situación. Busquemos en la historia de nuestros antepasados dónde fueron golpeados, lastimados, abandonados, traicionados, y encontraremos muchas respuestas.

En mis cursos suelo elegir a cinco alumnos y les entrego un papel con una herida. Ellos saben qué heridas son, pero el resto de los asistentes no. Cada participante mira la herida y donde tiene el problema siente incomodidad. Si ha trascendido la herida, entonces siente orgullo; pero la persona que tiene la herida que le tocó representar, se va a sentir debilitada. La que más debilita es la de abandono. Los participantes pierden la fuerza a tal punto que su mirada la dirigen hacia el piso. Pasa casi lo mismo con la de humillación; no así con la de traición o la de injusticia.

El tema de las heridas es maravilloso porque cada una tiene una máscara de cómo salimos a la vida. Tú no sales diciéndole al otro: "Mírame, yo porto una herida de abandono, así que abandóname que eso me gusta...". ¡Para nada! Salimos con una máscara.

No podemos generalizar, pero podríamos decir que hay ciertos estereotipos en la contextura corporal y la forma de caminar que dan señales acerca de la vida de las personas. Por ejemplo, los chicos que limpian los vidrios de los carros: casi todos son flacos, la contextura de su cuerpo los muestra rígidos y su cara tiene rasgos angulosos. La mayoría de ellos tienen herida de traición y de injusticia. Por su parte, la señora que vende tacos en la calle suele ser bajita, gordita, panzona. Ella lleva la herida de abandono.

Busquemos en la historia de nuestros antepasados dónde fueron lastimados, abandonados, traicionados, y encontraremos muchas respuestas.

A continuación describiré brevemente estas cinco heridas.[1]

Rechazo

Esta herida la lleva quien no responde a las expectativas que tenían sus padres: porque su padre o madre lo quería de un sexo y nació de otro; porque no lo esperaban; porque no era como ellos lo habían planeado; porque no era la época adecuada para que naciera, entre otros motivos.

El bebé que cuando estaba en el vientre de la madre, ésta no quería mostrarle su embarazo a su jefe porque tenía miedo de quedarse sin trabajo, tendrá una gran herida de rechazo. Cuando sea adolescente será flaco, con espalda estrecha; se le formará esa contextura física porque fue rechazado. En estos casos, cuando las madres aclaran y ya no esconden su embarazo, el bebé se muestra al mundo y sale una panza enorme como diciéndole a la vida: "¡Aquí estoy!".

Es muy normal en esta generación de niños de 13 a 21 años con una complexión física delgada que tengan esta herida. Esto es porque en su inconsciente saben que sus madres

---

[1] Para comprender el tema de las cinco heridas me ha servido la información compartida por Lise Bourbeau en su libro *Las cinco heridas que impiden ser uno mismo*.

preferían trabajar antes que criarlos. Han nacido porque ellos decidieron nacer y los padres querían vivir la experiencia de tener un hijo, pero seguramente la idea no los hacía muy felices o su decisión no estaba muy clara.

Quienes tienen la herida de rechazo suelen desarrollar masoquismo. ¿Qué es una persona masoquista? Ser masoquista es sacrificarse de más, hacer lo innecesario, sufrir donde hay que disfrutar.

Me acuerdo que cuando vivía en Argentina tomé una formación muy importante en Programación Neurolingüística y un día la maestra hizo un comentario: "Yohana es masoquista". ¿Por qué crees que ella hizo ese comentario? Te contaré.

Era una tarde muy bonita, se estaba poniendo el sol y el resplandor me pegaba en la cara porque entraban los rayos por la ventana cercana donde yo estaba sentada. Me tapaba con la mano para poder ver a la maestra y jamás se me ocurrió cambiarme de lugar, cuando había un montón de bancas vacías.

Pasaron muchos años hasta que entendí que había que irse de donde se sufre, que había que irse de los lugares y de las vidas de quienes no nos hacen bien.

Eso es para mí un masoquista... El que no se puede mover de su lugar de incomodidad, el que por fidelidad a su historia transgeneracional ha decidido sufrir hasta el final.

Abandono

Es un dependiente emocional. Va a dar todo, hasta lo que no tiene, con tal de que lo acepten. Va a darle al que no se lo pide y todo lo pondrá en saco roto. Lo usarán, lo sacrificarán y ni así lo verán. Es el que más va a engordar porque le costará mucho empoderarse.

Humillación

Es mi herida, pues mi madre decía, entre tantas cosas: "Tú con tu mano derecha no puedes hacer nada bien". Ella odiaba que yo fuera zurda. Antes, el que nacía zurdo era visto como siniestro porque era el que estaba al lado del diablo, y era discriminado.

Cuando tenía 14 años le presenté a mi madre a mi primer novio, quien sería el padre de mis hijos. La llevé a un acto de la escuela del muchacho; él conducía el evento, cuyo objetivo era recaudar fondos para el viaje de graduación. Después de escucharlo, de observar cómo se desplazaba en el escenario y de ver lo guapo que era, mi madre exclamó: "¡No puedo creer que ese chico tan guapo se haya fijado en ti!".

Ahora podrás entender por qué fui una gordita en búsqueda del nutricionista que fuera capaz de ayudarme a mover la aguja de la balanza pero en contra de las agujas del reloj.

Estas tres primeras heridas juntan grasa. No favorecen la formación de músculo: mientras seas amoroso, flexible y sensible, aunque vayas al gimnasio, no lo lograrás. Para que logres hacer masa muscular tendrás que ser más rígido, más terco y menos amoroso.

Consulta el apartado sobre cómo ganar
musculatura en el capítulo 6 de la
segunda parte.

Injusticia y traición

Estas dos heridas se parecen mucho. Seguramente tienes una amiga controladora, rígida, que todo lo ve como una traición, o bien el mundo para ella es cuadrado. Esa persona quizá nunca fue al gimnasio y tiene todo en su lugar. Esto es porque estas heridas no juntan grasa.

Claro que los extremos nunca servirán: si al revés, una persona es terca como mula, debería pasarse a la parte amorosa para ser más flexible.

Trascender las heridas

Las heridas sí se sanan, pero quedan cicatrices que sirven para recordar que ahí hubo algo. Si ya trascendiste alguna herida, entonces cuando una persona o cierta situación te la vuelvan a tocar, no serás capaz de enojarte como lo hacías antes.

No se trata de salir corriendo de todo lo que no te gusta; sólo de aceptar lo que no te gusta y decidir si lo enfrentas, lo trabajas con esa persona, con rituales o a distancia.

Hay personas tan tóxicas que nos muestran el camino de salida. Puede ser que cuanto más lejos estemos de ellas, mejor para nosotros. Esto no significa que no las sigamos amando, pero primero estamos nosotros, nuestra salud y las ganas de bajar de peso, pese a los enojos ajenos.

Si ya trascendiste alguna herida, entonces cuando una persona o cierta situación te la vuelvan a tocar, no te enojarás como lo hacías antes.

Los temperamentos

Analizaremos ahora otro aspecto muy importante que son los temperamentos.

Empédocles era un filósofo presocrático de la antigua Grecia. Pensaba que la gente no era ni buena ni mala, sino considerada o desconsiderada. Para mí no hubo mejor definición de lo que somos las personas.

Luego leí en el diccionario que la palabra *respeto* significa la consideración para con el otro. Entonces me queda claro que considerar al otro es un acto de amor.

El filósofo griego creía que la forma en que la sangre recorría el cuerpo determinaba que la persona se volviera de un color por dentro. Así, separó a los individuos en amarillos, azules, rojos y verdes.

Estos colores tienen a su vez relación con un elemento y con un temperamento. Las personas nacen con un temperamento y éste es parte de su carácter, mismo que se manifestará de cierta forma en el cuidado corporal.

Elemento fuego (rojo)

- Son personas líderes, impulsivas. Siempre creen tener la razón.

- Se ponen a dieta cuando se les da la gana. Sería como una dieta bipolar: por momentos se vuelven estrictos y bajan de peso, y luego se vuelven opulentos y engordan.
- Tienden a someterse a dieta de un día para otro y obligan a toda la familia a hacerlo.
- A veces compran todo medido, pero luego se cansan de esta conducta y gastan de más: van al súper a comprar sin medida y le dicen a la familia qué es lo que hay que comer.
- Entre el sube y baja de peso y el sube y baja de emociones, se traen a todos sus afectos personales sacados de onda.

Elemento tierra (verde)

- Son personas predecibles. Por ejemplo, llevan siempre el mismo peinado o tono de cabello.
- Se miden al gastar, son ordenados y tienen un gran sentido de la responsabilidad.
- Son rígidos, estructurados, no se arriesgan demasiado.
- Son metódicos; comen de forma ordenada. Esta vida rutinaria hace que conserven su mismo peso.
- Se mantienen en forma: tienen una balanza interna que les dice cuál es su peso correcto. Tal cual puede pasar con su cuenta bancaria: siempre gastarán y ganarán lo mismo.
- Son un poco egoístas, piensan en sí mismos, otra característica por la cual no juntan grasa.

Elemento aire (amarillo)

- Son creativos, despistados, desorganizados, llenos de grandes ideas. Pueden crear, pero les cuesta terminar o cerrar ciclos.
- Las mujeres pueden entrar a un centro comercial por una cosa y terminar comprando otra; igualmente pueden ir caminando con la bolsa abierta sin darse cuenta.
- Cuando comen, pueden hacerlo de forma compulsiva. Luego no se miran por un largo periodo en el espejo y, cuando lo hacen, notan que engordaron más de 6 kilos. Aseguran que esa subida fue de golpe, pues ni cuenta se dieron de que tuvieron que comprarse ropa más grande.

Elemento agua (azul)

- Son personas pacíficas, muy tranquilas, que no generan chismes.
- Se ganan la simpatía en un trabajo porque son agradables; sin embargo, puede ser que, como el agua que entra a una casa, se queden ahí sin dar nada a cambio.
- Son de carácter simple, pero no se la juegan por nadie.
- Muy poco generadores de dinero, tratan de que alguien los mantenga. No piden demasiado en lo material, pero no hacen nada por los demás. Lo que viene, lo toman.
- Si bien son personas inofensivas —mucho más que los otros elementos—, a veces el que no hace nada puede lastimar más que el que hace de más.
- Pueden tener el mismo peso toda la vida o engordar y no importarles, pues suelen ser un poco desaliñados con su vestimenta.

Las personas por lo general tienen dos elementos. Así, si a estos dos le agregamos otros dos al conformarse una pareja, podríamos decir ¡bingo!

Si uno es fuego y el otro es agua, el agua apaga el fuego.

Si uno es aire y el otro es fuego, el aire enciende el fuego.

Si uno es tierra y el otro es agua, harán lodo...

Si uno es fuego y el otro es tierra, pueden alcanzar el perfecto equilibrio.

Ninguno es mejor que otro; sin embargo, habría que observarse uno mismo y a los demás para descubrir qué temperamento tienen y desde ahí ver la forma de equilibrarse. Recuerda que muchas veces en la pareja somos espejos, y a esto que acabo de explicar se le llama *opuestos complementarios*.

Ahora ya conoces los principales factores hereditarios y psicológicos que tienden a generar conflictos y enfermedades, como el sobrepeso. En el siguiente capítulo entenderemos aún más la importancia de ahondar en la historia familiar, desenterrar secretos y ponerse en acción a fin de romper con los acuerdos transgeneracionales.

Capítulo 4

Romper acuerdos

Hay una película que muestra muy bien la cuestión de las creencias, no sólo de un árbol sino de un pueblo y de una sociedad. Recordemos que el ser humano es como una manada y lo que hace un grupo terminan repitiéndolo muchos.

El filme del que te hablo se titula *La fuente de las mujeres* y en él se expone cómo las mujeres de una comunidad buscan agua en los pozos; además de lavar la ropa en fuentes de agua, traen tinajas pesadas de metal sostenidas por una vara de madera que las ayuda a repartir su peso. Esto se repitió por décadas y nunca cambió hasta que una de las mujeres, siendo foránea y con un cerebro proveniente de un árbol que sabía rebelarse, un día se animó a hablar y dijo: "Mientras nosotras trabajamos como burras, ellos se reúnen horas y horas a tomar con sus amigos. Pues ahora haremos la guerra del amor: No tendremos relaciones sexuales hasta que ellos vayan por el agua". El silencio de las otras mujeres fue abrumador. Muy pocas pudieron rebelarse, pues tenían miedo de que esto pusiera furiosos a los hombres y se volcaran agresivamente contra ellas. Ésa es la trama de la película y será de gran ayuda que la veas.

¿Por qué te cuento este argumento? Porque está marcado que algún día alguien rompe un valor en un árbol y algo bueno pasa. En este ejemplo, las mujeres tenían como valor la sumisión al hombre, la pleitesía.

La oveja negra de la familia

Seguramente conoces *La familia P. Luche*, una comedia mexi-
cana con grandes actores que hacen de los aconteceres de una
familia muy ridícula, una trama verdaderamente divertida.
Todos ellos visten de peluche, como los muñecos de los niños.

En esta comedia todos son anormales, pues son una ver-
sión de *Los locos Adams*, pero más sarcásticos. Todos están locos: la esposa, el marido, los dos hijos y la empleada (que por
cierto es argentina como yo, y la verdad se parece a muchas
de las empleadas que yo tuve). El tema es que la única "sana" o
"normal" de la familia es la hija que se llama Bibi. Algunos de
los diálogos son así:

—Papá, cuando cobres lo poco que ganas de dinero, ¿podrás
gastarte unos cuantos billetes en juegos electrónicos para mí?
—dice el hijo mayor.

—¡Ay, mi maridito!, ¿por qué no me compras una joya?
No importa si nos quedamos sin comida, lo único que te pido
es que me la compres —exclama la mujer.

Salta la mucama y le dice:

—Señor, yo necesito un control remoto para la televi-
sión, porque si no me lo compra, tendré que llamarlo a usted y
molestarlo cada vez que quiera cambiar de canal.

En eso Bibi, la única con sentido común y lógica, le dice:

—Papá, papá, escúchame a mí, yo necesito que me compres un cuaderno. Desde hace dos años que estoy usando el
mismo y ya no tengo dónde escribir. Quiero recibirme y ser
una mujer de bien. Quiero ser alguien en la vida.

Su padre la afrenta:

—Pero, Bibi, ¿cómo que quieres un cuaderno? Tú siempre pidiendo cosas ridículas. Yo no entiendo tus pedidos

superfluos. No voy a tirar el dinero así porque sí, mejor le compro a tus hermanos, a tu madre y a Excelsa [la empleada] todo lo que me piden, no voy a tirar el dinero contigo. ¿Por qué no eres una hija normaaaal?

Así es como Bibi, la única "normal", viene a romper con acuerdos invisibles. Entonces el clan completo hará todo lo posible para romper su normalidad. Sólo si Bibi no se cree que es la "anormal" de la casa, podrá cambiar. Si descodifica su árbol logrará alcanzar sus metas; si no, siempre tendrá culpa de sobresalir en su familia.

Con esto queda claro que es importante observar siempre al "anormal" o "diferente" de la familia. Ése es el que se puede salvar. El "anormal" será el que no sigue a la tribu y que siente la urgente necesidad de hacer un cambio. Es el que se cambia de país, cambia de raíces y hasta de cultura. El que se va de la familia, el que no quiere acercarse porque siente que los demás lo contaminan, salva al árbol de siguientes repeticiones. La oveja negra siempre rompe algún acuerdo implícito del árbol genealógico.

Recuerda que el inconsciente siempre pide a gritos que se diga la verdad oculta de los antepasados. De manera que resulta crucial ahondar en la historia familiar y, de ser necesario, desenterrar secretos. En este capítulo te contaré cómo hacerlo, además de que te compartiré una técnica muy útil para obtener el éxito que anhelas, en especial en el camino de la disminución de peso corporal.

**La oveja negra siempre rompe algún acuerdo
implícito del árbol genealógico.**

A la Sherlock Holmes

Casi todos los secretos vienen por problemas amorosos o con el sexo, debido a la influencia importante de la Iglesia en tiempos remotos y a que algunas familias muy ortodoxas le siguen dando importancia en la actualidad.

Muchas personas me dicen durante las terapias de descodificación que no tienen mucha información sobre sus antepasados. La verdad es que cuando se empieza a mover la energía, todo puede pasar. Te contaré un caso:

Un día me vino a ver una persona muy afectada (no le nombraré paciente porque paciente es la persona que sabe esperar y esa definición se contrapone a nuestras terapias, ya que les pedimos que no esperen y salgan a buscar por sí mismos la información requerida). Adrián, de 30 años, se sentía frustrado porque había estudiado Comercio Exterior y no le gustaba lo que hacía en su trabajo. Lo pusimos a investigar y fue a preguntarle a su madre qué secretos tenía, pero ella le dijo que ninguno. Sin embargo, a los pocos días se acordó de que sí había uno.

Cuando ella estaba embarazada y les dio la noticia a las dos abuelas, éstas pusieron el grito en el cielo y le propusieron abortar. ¿Por qué las abuelas daban semejante consejo? Porque la madre tenía sólo dos meses de haberse casado y las abuelas consideraban que todo mundo hablaría muy mal de ella (¡qué vergüenza!). Y por otro lado, pensaban que los recién casados necesitaban disfrutar de los primeros años de matrimonio y esto sólo se podía lograr si no había niños de por medio.

La madre me vino a ver y me preguntó si no sería perjudicial para su hijo escuchar lo que ella le iba a decir, pues una de las abuelas había muerto ya y ensuciar su imagen con un secreto tan triste no tenía sentido, mientras que la otra abuela era la luz de los ojos del nieto. ¿Qué actitud podría tomar su hijo?

El miedo de la madre era que el chico se sintiera resentido con ella. Pero le dije que era para ayudarlo, que no tuviera miedo, que él no tendría ninguna reacción, sólo un poco de asombro, pero que no diría nada. La madre confió plenamente en lo que le dije y por el bien de su hijo, se animó a hacerlo.

La sorpresa de la madre fue que su hijo, después de saber la verdad, sólo le dijo: "¡Ah, bueno!, ¡está bien!", y no habló nada más. Tal como se lo había predicho.

Unos meses después, Adrián me comunicó: "Encontré mi misión, quiero ser músico, estudiaré para ser compositor". Triunfó más de lo que había soñado y al poco tiempo se sintió totalmente feliz.

Cuando los hijos tienen problemas de drogas, adicciones o rebeldía, pasa exactamente lo mismo:

Un día le conté a mi mejor amiga lo de la descodificación del árbol genealógico. A ella le interesó el tema y me confesó que tenía problemas con su hija menor. La chica tenía entonces 18 años, todavía estaba en la preparatoria y pasaba el fin de semana con sus amigos y más de una vez llegó alcoholizada a su casa. Una noche, ya de madrugada, llegó tambaleándose, golpeada, pues la había atropellado un auto. La madre pensó que con semejante susto ella iba a cambiar, pero no cambió en nada su comportamiento.

Le pregunté a mi amiga: "¿Qué pasó durante tu embarazo?". Me dijo que cuando se enteró que estaba embarazada, su mayor deseo era que no naciera la bebé; no la deseaba en ese momento. Y continuó su relato: "Fui a la farmacia a comprar una pastilla para abortarla. Me costó muchísimo que me la vendieran, pero cuando quise tomarla se me cayó debajo de un mueble y nunca más la encontré. Entonces decidí ir a ver al doctor, pero éste me dijo que no era conveniente el aborto ya que era muy riesgoso… No me quedó otra que seguir con el embarazo no deseado y así fue como nació mi hija".

Justificándose de alguna manera comentó: "Pero yo la adoré siempre y la sigo queriendo". Entonces le dije: "¿Pero la quisiste abortar?". "Sí, pero no se lo diré, se pondría peor", afirmó. Yo insistí en que lo hiciera; ella no se animó.

Un día el agua llegó al río, la madre se hartó del comportamiento de su hija y le reveló el secreto. La hija escuchó y no dijo nada. El fin de semana siguiente la muchacha empezó a comportarse diferente; pudo entender la verdad, no dijo nada, pero su vida cambió para bien.

Hoy es una exitosa abogada, trabaja para un despacho legal importante de Buenos Aires y está haciendo una buena vida.

Te daré otro ejemplo con el tema de pareja:

> *María tiene una madre que anda de aquí para allá,*
> *siempre trabajando y enojada con la vida, pues se que-*
> *dó con cuatro niñas pequeñas cuando el padre las*
> *abandonó por otra mujer.*
>
> *La abuela de María también quedó sola con tres*
> *niños pequeños. La bisabuela se fue con el marido de*
> *la hija y se llevó a sus nietos; después de siete años,*
> *los devolvió a su madre y ya regresó peleada con su*
> *yerno-marido.*
>
> *María no conoció a su abuela ni sabía su historia;*
> *se ha enterado de la verdad ahora que ha buscado secre-*
> *tos familiares para descodificar su árbol genealógico.*

Tú puedes decir que ése es un caso extremo, que en tu familia
hay alguna que otra historia de soledad, frustración y conflictos de pareja, pero no tan graves. Sin embargo, para el cerebro, que siempre trabajará por economía (¿lo recuerdas?), sólo
hay historias y todos los casos para el inconsciente, que saca
cuentas, son extremos.

Puede suceder que alguien diga: "Si mi madre dice que
no se acuerda o quizá no me quiere contar, ¿cómo le saco la
información?". Cuando una persona se resiste a revelar algún
secreto, debes decirle:

> *Yo ya lo sé todo, sólo quiero escucharlo de ti,*
> *no para juzgarte, sino para sanarme.*

En seguida haces una pausa y esperas alguna respuesta. Si la
persona no habla, ve con algún tío o primo; el chismerío a todo

el mundo le encanta, ¿me equivoco? Además, cuando mueves energía, hasta en sueños suele aparecer información.

Hay que tener paciencia para hallar la información y luego hay que buscar un buen descodificador, quien después de hacer todo su trabajo junto a ti, tendrá que darte un psicorritual.

Cuando mueves energía, hasta en sueños suele aparecer información.

Cómo decir secretos

Hay que decir los secretos sin miedo y buscar el momento justo para hacerlo. Es necesario hablar con amor y empezar de este modo:

Quiero hablar contigo. Necesito contarte algo que será importante para tu futuro...

Dices el secreto de manera clara, concisa, con decisión y de manera breve. Esperas una respuesta y no agregas nada más. No preguntas nada, dejas que fluya en el cerebro del otro lo que tenga que procesar para su propia sanación.

Como si se oprimiera la tecla "delete", así funciona el saber los secretos y escucharlos; sólo con oírlos aparece el *clic* del cambio.

Pareja y ruptura de acuerdos

Cuando una persona se encuentra con otra y deciden formar una pareja, entonces en el primer beso aparecerá una importante lectura. Hay muchos estudios complejos, completos e importantes, realizados principalmente en España, que muestran que en la saliva se puede leer todo el ADN de una persona, y en cuanto la pareja intercambia saliva en el beso, se lleva a cabo un trueque de información sobre los códigos que maneja cada árbol genealógico y, lo más sorprendente: ¡no es el amor lo que los une! Son los conflictos que cada árbol tuvo.

Cuando los conflictos de ambos árboles coinciden, las personas se enamoran y pueden durar muchos años enamorados, hasta que alguno de los dos solucione o supere algunos de sus conflictos. Después del beso y de intercambiar algunas palabras, no falta una conversación como ésta:

—¡Ay, qué casualidad, a mí me pasó igualito que a ti!

—¡Ah! —dice ella suspirando—. ¡Cómo te quiero! ¡Cuántas cosas en común tenemos!

Pasado un tiempo ella dice:

—¿Te acuerdas de aquel conflicto que tuvimos en la carretera cuando se nos quedó el auto sin gasolina?

—Mmm, mmm... Creo tener un recuerdo vago de lo que sucedió... —responde él.

—¿Ya no lo recuerdas?

—¿A qué quieres llegar?

—A mí esas locuras que antes hacías y que me divertían tanto, ahora ya me dan vergüenza. Son como los chistes que contaba mi padre; al principio nos encantaba escucharlos, nos divertíamos y nos reíamos mucho, pero luego los contaba tantas veces que ya nos daba pena.

Y así inició otro conflicto entre la pareja.

CUENTO DE JORGE BUCAY

Al poco tiempo de casarse, el rey le contaba a un amigo:

—Sabes, yo tengo una mujer maravillosa. Es tan buena que la otra vez había sólo una manzana y ella le mordió un pedazo y el resto me lo entregó a mí. Como es tan generosa, me pidió mi carruaje para ir a buscar a su madre y pasar el domingo con ella, para que no se quedara sola.

A los pocos años, se vuelven a encontrar los amigos y el rey, ya un poco molesto, le comentó:

—Fíjate si será miserable mi mujer: siempre recuerdo esa vez que fue capaz de darme una manzana mordida y tan audaz y mal educada que me quitó mi carruaje para ir a buscar a su madre.

En la segunda parte de este breve relato, había cambiado el conflicto en la pareja; la saliva no tenía la misma información que antes y los besos no les sabían igual. Ya no tenían esa magia de compartir las mismas frustraciones y odiseas.

Esos diálogos suelen suceder cuando uno cambia y el otro no; cuando uno crece como un gran terreno verde y el otro se queda como un pequeño y barato bonsái.

**Cuando los conflictos se solucionan de un lado
y del otro no, entonces empieza el caos.**

Crecer a la par y en forma sincronizada es muy difícil, pero se pueden lograr intercambios y acuerdos que con paciencia y amor permitirán florecer a la pareja. Cuando las diferencias se hacen abismales, cuando los conflictos se solucionan de un lado y del otro no, cuando vienen nuevos y diferentes conflictos, entonces empieza el caos.

A veces en una pareja la persona que resuelve sus conflictos tiene que ocultar ese crecimiento emocional para que el otro no se enoje. Entonces quedan ahí atoradas las palabras y los sentimientos, los cuales pueden almacenarse como peso corporal.

Las palabras y los sentimientos que se ocultan pueden almacenarse como peso corporal.

Cuando yo empecé a dar mis primeras conferencias, la gente me solía decir: "Yo no sé por qué a mi esposo (o a mi esposa) no le gusta que venga a escuchar hablar de desarrollo humano, del perdón o de cómo superarme; si esto es bueno para mí, también lo será para él (o ella)".

Yo, que en ese momento también vivía lo mismo en mi casa, pensaba que los otros tomaban esa postura por ignorancia, pues a lo mejor creían que yo hacía lavados de cerebro o me los hacían a mí. El caso es que la pareja del otro o la mía en su inconsciente sabía que uno acudía a las conferencias a aprender, y este aprendizaje, esta obtención de sabiduría, podría alejarnos de ella, pues quien soluciona conflictos de perdón, autoestima y desvalorización tomará definitivamente otro camino. Un camino en el que aprendemos a mirarnos, mirar a los demás y cambiar.

A pesar de que yo empecé hace más de doce años, todavía suele suceder que la mujer tiene que mentir para estar en

mis cursos. No es lo mismo decir: "Voy a un curso para aprender a coser, a cocinar o a pintarme la cara", que decir: "Voy a
un curso a superarme". La superación habla de subir escalones y puede que al otro no le agrade o simplemente no sepa ni
por dónde va su pareja, ni cuántos escalones ha subido, ni si
le gustaría subir acompañándola o si él verdaderamente quiere subir. Quien no quiere subir, no sube; nadie puede obligar
a otro a crecer.

Si en una pareja los dos logran ir al mismo ritmo, inter-
cambiando conflictos, colaborando entre sí, compartiendo
en vez de competir, vivirán enamorados por siempre; pero en
cuanto alguno de ellos empiece a solucionar sus dramas y te-
mores y el otro se quede tal cual, como cuando lo conoció por
primera vez, entonces la pareja dirá que ya no siente lo mismo de antes y que ya no está enamorada, y todo terminará.

**Si en una pareja los dos logran ir al mismo ritmo
vivirán enamorados por siempre.**

Gordura, mal contagioso

Hace muchos años conocí a la Madre Teresa. Un día nos dijo:
"Cuando quieran ayudar a alguien que se haya caído en un
pozo, extiéndanle la mano y párense firmes. Si no pueden pa-
rarse firmes, no intenten estirar la mano". Con esto te quiero decir que si quieres ser flaco en medio de gordos, primero
debes tener una gran fuerza de voluntad para no contagiarte.

La pereza se contagia mucho más que el impulso de hacer las cosas. ¿Por qué nos podemos contagiar de la pereza, la

apatía, la amargura, la gordura? ¿Me puedo contagiar con sólo estar cerca de personas así? ¡Claro que sí!

Esto se llama entrar en el campo morfológico o cuántico de la persona. Recuerdo que una vez entraron dos amigas a un hospital: una se haría una lipoaspiración y la otra la acompañaría y ayudaría a recuperarse. Cuando estaban operando a su amiga, a la chica que esperaba afuera del quirófano se le fue modelando su cuerpo. Cuando llegó el marido de la chica que cuidaba a la recién operada le dijo: "¿Qué te has hecho que estás diferente?". Así funcionan los campos cuánticos.

Cuando un hombre mayor busca a una mujer joven es para entrar a su campo cuántico. La joven suele buscar en ese hombre protección o a veces dinero; puede terminar siendo rica y protegida en esa relación, pero el hombre le habrá chupado parte de su juventud.

Si quieres ser flaco en medio de gordos, primero debes tener una gran fuerza de voluntad para no contagiarte.

Técnica de modelado

Existe un método dentro de la Programación Neurolingüística que se llama técnica de modelado, la cual enseña cómo son los procesos de pensamiento de las personas exitosas. Te compartiré esta técnica porque complementa muy bien el camino de romper acuerdos con los antepasados.

Para lograr ser esa persona exitosa que se desea, se deberá tener un proceso de pensamiento con estrategias que conduzcan a ver el éxito final. Si una persona quiere lucir bien, tendrá en su mente una imagen interna de cómo será el resultado final y de cómo le gustaría estar. Si por ejemplo lo que quiere es ir a una fiesta y verse espléndida, tendrá un proceso de pensamiento relativo a los pasos que llevará a cabo para alcanzar su objetivo. Deberá tener una imagen externa, o sea, ir a su clóset y elegir el vestido que quiere. Escuchará una conversación interna que le hará preguntarse qué se podría poner para esa fiesta; y seguramente también tendrá una conversación externa, como preguntarle a una amiga cómo se le ve el vestido. Luego podría tener una sensación interna de plenitud acerca de cómo se sentiría estando en la fiesta, así como una sensación externa de sentirse con frío si no lleva el abrigo adecuado. Esta secuencia puede ser visual, auditiva y sensitiva o kinestésica; siempre pasará por los tres sistemas representativos de la Programación Neurolingüística.

¿Por qué te explico todo esto? Porque cuando una persona deja todo para mañana no puede modelarse a sí misma; porque no somos buenos modelos si no somos buenos ejemplos para nosotros mismos. Entonces, hay que modelar a la gente que tiene buenos resultados en su vida, ya sea en el trabajo, en la pareja, en el cuerpo, con la belleza. Como en este libro estamos tratando el tema del cuerpo y el de la belleza, te propondré modelar a la gente que sí quiere verse bien.

Quédate con quien te enseñe a volar con tus propias alas y te muestre el camino en el que pisarás con alegría tu destino.

Te presento la procrastinación

Ahora te compartiré la conversación interna que tenía cuando estaba por ir al gimnasio: "En un momento me cambio y salgo al gym". Esta conversación empezaba a las 9 de la mañana y para la una yo seguía diciéndome: "Ahorita voy". Luego desistía y me convencía de que entonces iría por la tarde. Llegaba la tarde y me llenaba de excusas: "Está lloviendo", "Hace frío", "Mejor no, ya es muy tarde". Como un disco rayado, todos los días se me pasaba la hora del gimnasio en la propia realidad, pero en mi imaginación con el "ahora voy" habían transcurrido horas de conversación interna y de desgaste mental.

Lo mismo me sucedía con una crema para el cuerpo que me acababa de comprar y la cual me aplicaría mañana porque hoy me daba flojera. Y con la dieta: "Hoy comeré lo que hay y mañana me organizo". En psicología, esta actitud de postergar se llama procrastinar.

Los gorditos tienen una prioridad: satisfacer las necesidades ajenas, nunca las propias. Se atiende lo urgente, lo imprescindible, lo importante, pero nunca lo propio. Dejar para después lo que te haría bien se llama procrastinar.

Los gorditos tienen una prioridad: satisfacer las necesidades ajenas, nunca las propias.

De acuerdo con el diccionario, "la procrastinación, postergación o posposición es la acción o hábito de postergar actividades o situaciones que deben atenderse, sustituyéndolas por otras situaciones más irrelevantes o agradables". Yo diría que son excusas para poder estar bien.

Por ejemplo, no se tiene tiempo para hacer una dieta cuando hay hijos que atender y se tiene que ir a trabajar. Yo fui una mamá que cargó con toda la responsabilidad familiar y, en efecto, no me hacía el tiempo de atenderme cuando había otras prioridades. Sin embargo, tenía amigas que sí se hacían el tiempo para verse bien, aunque no tuvieran dinero.

Otra idea que se tiene es que las dietas son costosas. Cuando no hay dinero cuidarse es más difícil; sin embargo, con un nivel de conciencia elevado, con inteligencia alimenticia, no se necesita demasiado dinero para bajar de peso, porque las verduras y las legumbres, y hasta la comida chatarra balanceada, no engordan.

Consulta el apartado sobre grupos
alimenticios en el capítulo 5
de la segunda parte

Otra excusa para no mejorar: "No tengo dinero para el gimnasio". No te olvides que querer es poder; cuando hay actitud hay forma. Hace unos años visité La Habana, Cuba, y todas las casas tenían sus propios gimnasios: mancuernas elaboradas con botellas de plástico rellenas de arena, una bicicleta fija vieja pero capaz de hacer músculos a cualquiera que se subiera y unos elásticos sacados de unas sábanas que funcionaban para hacer pilates.

Procrastinar es un sistema que tiene el cerebro para boicotearse porque no hay permiso en el sistema transgeneracional para obtener aquello que nos puede ayudar a cambiar nuestra vida, en este caso la belleza o la salud esperadas. Tenemos que observar cuáles son las conversaciones internas para que podamos motivarnos hacia una dieta, una rutina de gimnasia constante y un cuidado amoroso del cuerpo.

"Mañana empiezo."
"Mañana sí lo haré, hoy no tengo ganas."
¿Por qué dejar para mañana lo que hoy me podría estar cambiando la vida?

Ver el resultado

Las personas que logran su objetivo pudieron ver con anticipación cómo quedarían en un tiempo. Estas personas siempre ven el final de lo que quieren cuando empiezan un plan para alcanzar una meta y lo llevan a la práctica. No ven el esfuerzo: ven el resultado.

Por ejemplo, si vas a limpiar un cajón y al abrirlo ves todo revuelto, muchas cosas para seleccionar y tirar, no te sentirás motivado y hasta es probable que lo cierres sin haber quitado ni movido nada. En cambio, si te empeñas en ver el resultado final, un cajón organizado, la imagen en la mente te moverá a que lo hagas lo más rápido posible.

Si vieras los resultados de una dieta —cómo podrías cambiar y verte en un futuro—, podrías tener la fuerza de voluntad que tanto dices que no sabes de dónde sacar.

Técnica de modelado, paso a paso

Para realizar el sistema de modelado te recomiendo lo siguiente:

1. Piensa quiénes de entre tus conocidos se esmeran con su cuidado personal y belleza. Me refiero a aquellas personas que saben decirle que no a lo rico en la comida y prefieren consumir lo sano.
2. Selecciona a una de esas personas; será con la que trabajes el modelado.
3. Formula a esa persona las siguientes preguntas:

   • ¿En qué piensas cuando te ofrecen comerte eso rico y engordante?
   • ¿Qué te dices antes de que comas algo que no te hará bien pero que te gusta mucho?
   • ¿Qué te dices cuando vas a postergar algo que sería de beneficio para tu cuerpo?
   • ¿Cómo te ves haciendo lo bueno para ti? ¿Qué te dices? ¿Cómo te sientes?

4. Anota todas las respuestas y luego incorpóralas y hazlas tuyas. Es probable que la persona te diga algo como: "Yo me digo: este sabor lo conozco, no necesito descubrirlo; eso tan rico lo puedo dejar para más adelante porque ahora quiero verme delgado y ser talla chica". O bien: "No me gusta sentirme mal después de haber comido, por eso como sano y prefiero alimentos que no me hagan sentirme inflamada o con sueño. Tampoco me gusta engordar medio kilo por un fin de semana que me salí de mi forma sana de comer".

Si entrevistas a alguien que va con ganas al gimnasio, te podrá decir: "¿Por qué voy a dejar de hacer algo que me hace bien? ¿Por qué me va a aburrir algo que para mí es bueno? ¿Cómo me vería con una rutina de una hora dos veces por semana de aquí a un año?".

Entonces, tú te tienes que decir las mismas palabras mientras cierras el puño izquierdo; repite al menos cuatro veces lo que te ha dicho que hace la persona que estás modelando.

Ahora ya tienes el sistema de modelado. Busca siempre personas que estén por encima de ti y no por debajo.

> *Un día le pregunté a una amiga por qué no se le anto-jaban esos pasteles de chocolate que acababa de mos-trarnos el mesero en su charola de postres. Me dijo: "¡Sí se me antojan!, pero antes de comer alguno me pre-gunto: ¿Este sabor lo conozco?, me digo que sí. ¿Lo puedo comer ahora y otro día también? Sí. Entonces lo como más adelante, y más adelante y más adelan-te. Así es como no lo como, no me interesa y elijo seguir poniéndome toda la ropa que se me antoja".*

Agradecer el legado de antepasados

Cuando entras a un temazcal, las primeras palabras que te ha-cen pronunciar algunos chamanes forman la frase en náhuatl: "Ometéotl, por todas mis relaciones". Ometéotl y Omecíhuatl eran el Señor y la Señora de la dualidad. Constituían la dupli-cidad creadora en la religión mexica; implicaban un solo dios de carácter dual. Las primeras palabras pronunciadas en el in-terior de un temazcal son un saludo, una reverencia, por res-peto a los antepasados.

Por esta misma razón es importante agradecer a todas las relaciones de nuestro árbol, a esa gente que hizo todo lo posible para que estuviéramos aquí y también a todos los que, sin querer, dejaron obstáculos en nuestra vida para que aprendiéramos a crecer. A todos ellos, muchas gracias.

A quien no le interese agradecer a sus antepasados su venida al mundo está cometiendo un sacrilegio, pues una persona se muere el mismo día que ya no la recuerdan. Amémoslos, pero no dejemos de buscar lo que nos dejaron como legado, ya que debemos romper las cadenas que nos impiden crecer.

Con esto termino la sección de biodescodificación, con la importancia de agradecer a nuestros antepasados. En la siguiente sección encontrarás información y consejos sobre cómo acelerar tu metabolismo, mejorar tus hábitos alimenticios y así, a la par de tu trabajo de ruptura de acuerdos inconscientes, conseguir el cuerpo saludable y estético que anhelas.

METABOLISMO
Y ALIMENTACIÓN

Capítulo 5

La llave del éxito

En la actualidad, una buena imagen contribuye a que seamos aceptados; la imagen física tiene un valor importante en la vida cotidiana. Se cree que una apariencia saludable abre puertas con facilidad: mejores oportunidades laborales, parejas más estables, mayor cantidad de amigos... Igualmente, la tendencia a tener una figura delgada se ha trasladado de las pasarelas de moda. Al parecer vivimos en una sociedad donde ser delgado es sinónimo de éxito.

Por otra parte, en los cursos presenciales de *Adelgazar con la cabeza* que impartimos, siempre hablamos sobre los prejuicios relacionados con la obesidad. Preguntamos a los participantes qué prejuicios conocen sobre las personas gordas y suelen contestar que son flojos, sucios, dejados, que no se quieren y, por ende, tampoco tienen amor por el prójimo.

¿Te das cuenta de lo difícil que es vivir estigmatizado por estos prejuicios? El ser humano tiende a hacer prejuicio de todo y de todos: del guapo, del feo, del alto, del bajo, del delgado, del gordo, del extranjero, del citadino, del campesino, etcétera. A mí me pasa como argentino ser prejuzgado como soberbio; algunos compatriotas que viajaron a otros países mostraron esa actitud y quedó anclada en el imaginario colectivo. Ahora debo luchar contra ese prejuicio siendo lo más humilde posible para que esa imagen previa se disipe. Lo mismo pasa con los gordos: son juzgados y tienen que hacer un esfuerzo enorme para destacarse y no ser criticados. Ahora bien, tienen dos caminos: aceptar estos prejuicios y adaptarse a vivir con ellos, o buscar una solución para reintegrarse a la sociedad.

Nosotros recomendamos el segundo camino pues tiene que ver con aceptar y resolver un conflicto multifactorial que ha provocado el sobrepeso. Puede que el problema no esté sólo en la alimentación. Como ya te explicó Yohana en la primera parte del libro, puede estar influyendo una cuestión transgeneracional o psicológica, o bien tratarse también de factores metabólicos o toxicológicos, mismos que expondré más adelante en esta sección.

Nuestra intención en este libro es brindarte información para que encuentres las respuestas a tu problema específico referente al peso y así logres acceder a una vida más saludable y sociable.

LA OBESIDAD EN EL MUNDO

En México, debido al sobrepeso y la obesidad que existe, una persona con unos kilos de más es considerada normal físicamente. En tanto, en Japón, una persona con poco sobrepeso es considerada "gorda", una palabra despectiva que se utiliza para referirse a alguien corpulento.

En Mauritania, África, la tradición leblouh consiste en engordar a niñas para que conquisten a un hombre. A partir de los 5 años, las pequeñas son enviadas a granjas donde, mujeres mayores, les dan de comer dos kilos de mijo, que es un tipo de cereal, mezclados

> con dos tazas de mantequilla y veinte litros de leche de
> camello, al día. Como resultado, a los 12 años ya pesan
> 80 kilogramos. ¡Qué peligroso!

No se trata de dieta

¿Alguna vez te has preguntado cuáles son las causas que te impiden adelgazar y mejorar tu salud? La mayor parte del tiempo te sientes mal con tu apariencia física, principalmente con el sobrepeso, pero no buscas cuidar tu alimentación o ejercitarte hasta que alguien externo hace referencia al tema o tus emociones te hacen una mala jugada.

Seguramente te ha ocurrido que al mirarte al espejo te encuentras guapo o guapa sin reparar en la gordura; hasta metes la panza para engañar al espejo como si éste fuera un exnovio que hace mucho no ves. Pero en algún momento llega ese amigo descarado que te dice: "Oye, te veo más gordito...". Es entonces cuando, además de tomarle un gran rencor a esa persona, empiezas a hacer dieta porque tocó tu ego: te venías engañando como si la gente no se diera cuenta de que estabas subiendo de peso. A esa persona deberías agradecerle porque te está pinchando el globo de la mentira que te estabas creyendo.

**Recuerda el concepto de Minimaxi y las banderitas
rojas en el capítulo 2 de la primera parte.**

Así que decides someterte a una dieta. Sin embargo, ésta funcionará únicamente durante un tiempo. Cuando uno empieza una dieta reduce drásticamente las calorías que venía consumiendo y por un lapso determinado adelgaza con éxito, hasta que llega un momento en que el metabolismo se estanca y deja de quemar grasa. Para explicar este tema a profundidad es importante aclarar qué es el metabolismo.

La clave está en el metabolismo

El metabolismo comprende todos los procesos que el cuerpo realiza para sobrevivir, como la absorción, la respiración, la digestión, la eliminación y la circulación. Cuando alguno de estos procesos es más lento de lo normal se le denomina *metabolismo lento*. Y cuando el metabolismo se estanca, engordamos y nos enfermamos.

Imagina que dentro de tu cuerpo vive un gnomo que recibe alimento suficiente todos los días; sin embargo, en algún momento se da cuenta de que recibe menos comida. Asustado porque tiene miedo de no ser alimentado, empieza a almacenar un poco de cada alimento, como reserva. ¡Lo mismo pasa con tu cuerpo! Con este ejemplo puedes percatarte de que el metabolismo tiene un sistema de defensa que, en caso de no recibir comida, se detiene y se prepara para sobrevivir sin quemar grasa. ¿Cómo pasa esto?

La glándula tiroides —se encuentra en el cuello y tiene forma de mariposa— maneja el metabolismo a través de la temperatura del cuerpo y está ligada al cerebro. Cuando éste siente la reducción de alimento, al principio da la orden de quemar grasa a través de la hormona tsh, que le comunica a la hormona T4 (4 átomos de yodo) que produzca T3 (la que activa el metabolismo). La T4 se convierte en T3 a través de una enzima llamada deiodinase. Pero cuando el cerebro empieza a darse cuenta de que cada día que pasa la ingesta de calorías es menor, entonces da la orden de generar menos T3.

Por lo tanto, cuando estás a dieta y reduces drásticamente la cantidad de calorías que solías consumir, adelgazas rápidamente por algún tiempo, hasta que tu metabolismo se paraliza y deja de quemar grasa.

El metabolismo tiene un sistema de defensa que, en caso de no recibir comida, se detiene y se prepara para sobrevivir sin quemar grasa.

Sobrevivientes tras resistir el hambre

A fines de la segunda guerra mundial, las víctimas del Holocausto que tenían meses sin comer, sobrevivieron gracias a su cerebro y a la reducción de hormona T3. Los más hambrientos, al entrar los aliados a Alemania y Polonia, desesperados por comer, entraron a las cocinas de los soldados alemanes en busca de comida para alimentarse; desgraciadamente, ese alimento estaba en estado de putrefacción y muchos de ellos fallecieron. Los que aguantaron el hambre fueron los que pudieron sobrevivir.

A lo largo de las siguientes páginas revisaremos los múltiples factores que provocan que el metabolismo se estanque y, por lo tanto, que engordemos. Conocerlos te ayudará a hacerte consciente de las posibles causas de tu sobrepeso.

Comenzaré por explicarte en qué consisten y el papel que juegan en la nutrición los diferentes grupos alimenticios.

Macronutrientes

En este apartado analizaremos cómo funcionan los grupos alimenticios y la importancia que tienen en tu salud, ya que debes consumirlos de forma permanente para rendir mejor en tus tareas cotidianas.

Proteínas

Se les llama primer nutriente porque ningún otro compuesto tiene tanta diversidad de roles para la vida y la salud. Consisten en cadenas de aminoácidos, de los cuales hablaremos líneas adelante.

Para que una proteína funcione debe tener todos los aminoácidos esenciales, de lo contrario no se puede considerar como tal. Necesitas consumir proteínas para:

- Fortalecer y reparar los tejidos del cuerpo
- Producir enzimas y hormonas
- Apoyar el sistema inmunológico
- Producir energía y resistencia
- Estar alerta
- Proteger de infecciones

El consumo de proteínas es muy benéfico para tu cuerpo, pero el exceso de ellas se transforma en depósitos de grasa, que más tarde se convierten en ácido úrico y amoniaco, mismos que pueden dañar el hígado y los riñones. Existen dos fuentes de proteínas:

- **Animal.** Son conocidas como proteínas completas porque contienen todos los aminoácidos esenciales que tu cuerpo no puede fabricar. Algunas también son altas en grasa, así que es conveniente que elijas cortes magros de carne.
- **Vegetal.** Son las legumbres, los almidones, los cereales, los frutos secos, la soya y la espirulina. No contienen grasas saturadas (que contribuyen al desarrollo de enfermedades cardiovasculares y cáncer).

Como ya mencionamos, todas las proteínas están compuestas de pequeñas unidades llamadas aminoácidos, los cuales se dividen en dos grupos:

Aminoácidos esenciales

Son aquellos que se encuentran en los alimentos y que tu cuerpo no puede fabricar por sí mismo. Algunos de ellos son:

- **Histidina.** Mantiene saludables los tejidos y apoya la transmisión de mensajes del cerebro al cuerpo.
- **Isoleucina.** Ayuda a mantener equilibrados los niveles de azúcar en sangre, lesiones hepáticas y tejido muscular.
- **Leucina.** Sirve como un bloque de construcción de proteínas y como una señal dirigida a las células musculares para aumentar su crecimiento.
- **Lisina.** Participa en el mantenimiento de un sistema

inmunológico saludable y ayuda en el crecimiento de los huesos.

- **Metionina.** Es muy útil para eliminar las toxinas y promover la salud cardiovascular. Ayuda al hígado a procesar y a eliminar la grasa.
- **Fenilalanina.** Es necesaria para la correcta función del sistema nervioso central. También influye en los cambios de humor.
- **Treonina.** Favorece la digestión y la producción de colágeno.
- **Triptófano.** Regula el apetito, ayuda a conciliar el sueño y eleva el buen humor.
- **Valina.** Interviene en el crecimiento y suministra energía al cuerpo. Ayuda al sistema nervioso central.

Aminoácidos no esenciales

Son los que el cuerpo crea a partir de aminoácidos esenciales. Aquí algunos de ellos:

- **Taurina.** Ayuda a regular el sistema nervioso y los músculos.
- **Alanina.** Convierte los azúcares en energía.
- **Arginina.** Mantiene saludables el hígado, la piel y los músculos. Estimula la fertilidad en los hombres.
- **Glutamina.** Participa en la liberación del amoniaco tóxico del hígado.
- **Glicina.** Ayuda al desarrollo muscular y al sistema nervioso central.
- **Prolina.** Sirve para producir colágeno y cartílagos.
- **Tirosina.** Produce la hormona tiroidea, que sirve para

mantener la temperatura corporal y el metabolismo en óptimas condiciones.

- **Asparganina.** Tiene propiedades estimulantes a nivel del sistema nervioso central e interfiere en el funcionamiento cerebral.
- **Cisteína.** Evita el deterioro de los órganos afectados por toxinas.
- **Ácido aspártico.** Favorece la circulación de la sangre y la eliminación de toxinas.
- **Ácido glutámico.** Ayuda a la formación de proteínas.
- **Serina.** Es el principal responsable de la producción de serotonina, un neurotransmisor con un papel fundamental para controlar el estado de ánimo.

Las mejores fuentes de proteína

La proteína más efectiva que existe es el alga espirulina, que contiene todos los aminoácidos esenciales. Si se consume en polvo, con jugo de naranja o de toronja, llega rápidamente a las células y el cuerpo no tiene que realizar ningún esfuerzo en digerirla.

La segunda es la clara de huevo, una proteína completa libre de grasa y muy efectiva para regenerar los tejidos musculares. Las carnes blancas son buenas y bajas en grasa. Las carnes rojas son una buena proteína pero contienen mucha grasa saturada que resulta nociva para la salud.

También tenemos las combinaciones proteicas vegetales, como son legumbres más almidón o cereal. Éstas aportan proteínas pero también mucho carbohidrato, por lo que si son consumidas en exceso, también generan grasa.

Otra proteína completa es la soya. De preferencia hay

que consumirla orgánica, o bien fermentada (como el tofu). El germen de soya también es muy bueno, y con éste se pueden preparar unas ricas y nutritivas hamburguesas, sin nada que envidiarle a las de carne.

Las carnes rojas y blancas pueden ser más saludables si las cocinas hervidas, a la plancha o a la parrilla sin utilizar aceite, ya que los aceites fritos junto con las carnes son un veneno para nuestras arterias. Es muy importante la forma en que cocinas el alimento. Es más dañino un salmón frito que un corte magro de carne de vaca, como puede ser el vacío a la parrilla.

Tip

- -

Si eres vegetariano, te recomiendo consumir dos cápsulas de alga espirulina antes de cada comida para reforzar la cantidad de proteína diaria.

Grasas

Cuando hablamos de grasa, de un aceite líquido de la naturaleza o de una grasa dura, podemos decir que éstos están formados por una molécula de glicerol y tres moléculas de ácidos grasos.

Las grasas se dividen en dos:

- **Ácidos grasos saturados.** Se refiere a que todos los carbonos (parte grasa de la molécula) están saturados de hidrógeno. Cada carbono está unido por un enlace simple hacia otro carbono y cada uno de estos enlaces está saturado de átomos de hidrógeno. Éstos agrupan los glóbulos rojos, coagulan la sangre y pegan unas plaquetas con otras. Se encuentran en alimentos como res, cerdo, cordero, leche, mantequilla, queso, helados y chocolate.

Dichos ácidos pueden crear coágulos en la sangre, causar embolias, artritis, hígado graso, derrames cerebrales e infartos, y también aumentan el colesterol y los triglicéridos.

- Ácidos grasos insaturados. Son ácidos carboxílicos de cadena larga con uno o varios dobles enlaces entre sus átomos de carbono. Cuantos más enlaces dobles tengan, son más benéficos para la salud porque tienden a coagular menos. Se dividen en dos:

  ◊ Grasas monoinsaturadas. Tienen sólo un doble enlace. Aquí se encuentran el aguacate (que contiene Omega 9) y el aceite de oliva.
  ◊ Grasas poliinsaturadas. Tienen más de un doble enlace (aquí no hay átomos de hidrógeno). En esta clasificación entran el aceite de pescado (con Omega 3, que beneficia la función cerebral), el aceite de linaza, el aceite de cáñamo, el aceite de germen de trigo, las nueces y las almendras.

Colesterol

Es una sustancia grasosa que existe en todo el cuerpo. Aunque el organismo necesita determinada cantidad de colesterol para funcionar adecuadamente, un exceso, combinado con otras sustancias, puede adherirse a las paredes de las arterias, lo que se denomina placa. Ésta puede estrechar u obstruir las arterias, causando un paro cardiaco, trombosis, derrame cerebral, etcétera. El colesterol no es malo para el cuerpo, es esencial para la vida. Existen dos tipos:

- **De alta densidad.** Mejor conocido como "el bueno", que ayuda a tu cuerpo a la reconstrucción celular.
- **De baja densidad.** Conocido como "el malo", es una sustancia viscosa que se pega en las arterias espesando la sangre.

Carbohidratos

Los carbohidratos son biomoléculas compuestas por carbono, hidrógeno y oxígeno. Su principal función en los seres vivos es aportar energía inmediata y estructural. Existen dos tipos de carbohidratos: naturales y refinados.

Carbohidratos naturales

Frutas, verduras, arroz, legumbres, frijoles, habas, garbanzos, lentejas, pasta de grano integral, quinoa, cereales, entre otros alimentos, son algunos de los que pertenecen a este grupo. Constituyen el motor del metabolismo. Debes consumir alrededor del 50% de la ingesta diaria de este grupo para maximizarlo y mantener la energía suficiente. Igualmente, aportan la fibra necesaria para evacuar todos los días.

El betabel o remolacha sí llega a detener el metabolismo debido a su alto grado de azúcar (cada 100 gramos de betabel posee el equivalente a una cucharadita de azúcar natural).

Carbohidratos refinados

Frutas y verduras procesadas, harinas, panes, cereales, etcétera, conforman este grupo. Estos alimentos están tan refinados que, al ser ingeridos, sus pequeñas moléculas se convierten rápidamente en glucosa. Parte del exceso de glucosa se fermenta en tu cuerpo y se convierte en ácido láctico, lo que crea un estado de acidez que reduce el oxígeno y el metabolismo. Como son procesados industrialmente, pierden su valor nutritivo y se convierten en alimentos que te hacen engordar con facilidad, causan sueño y cansancio y provocan adicción y abstinencia.

Por lo general, se relaciona a estos productos con la felicidad y, por lo tanto, suelen comerse para eliminar alguna pena.

Recuerda el apartado "Falta de amor"
en el capítulo 3 de la primera parte.

Tip

Existen carbohidratos refinados en el mercado para diabéticos, como los panes. Sin embargo, no quiere decir que sean productos aptos para diabéticos, porque las harinas se convierten en azúcar en el cuerpo.

Estos tres primeros grupos alimenticios —proteínas, grasas y carbohidratos naturales— son también denominados macronutrientes, mismos que representan el combustible del cuerpo. Deben ser consumidos constantemente para lograr distintos objetivos, como adelgazar y ganar masa muscular, entre otros.

Pero también existe un grupo que contribuye a nuestra óptima salud: el de las vitaminas y los minerales. Nuestra dieta regular lo debe contemplar en todos los platos pues es el más importante.

Vitaminas y minerales

Las vitaminas y los minerales son indispensables para un buen funcionamiento general del cuerpo. Cuando el organismo no los recibe en la cantidad necesaria debido a una mala alimentación, utiliza las reservas que posee y, con el paso del tiempo, este proceso puede desencadenar enfermedades.

Vitaminas

Actúan en la formación de aminoácidos no esenciales, que son los que genera el cuerpo, y nos ayudan a limpiar el organismo de virus y bacterias. El cuerpo humano asimila todas las vitaminas que necesita de los alimentos, con excepción de la vitamina D. Ésta se encuentra en el organismo y sólo necesita las radiaciones ultravioleta del sol para transformarse en la vitamina D activa, imprescindible en el metabolismo del calcio para la formación de los huesos.

Las vitaminas se dividen en liposolubles e hidrosolubles.

Vitaminas liposolubles: A, D, E y K		
Se almacenan en el cuerpo, principalmente en el hígado		
Vitamina	**Para qué sirve**	**Dónde se encuentra**
Vitamina A	Sólo está presente como tal en alimentos de origen animal. En los vegetales se encuentra en forma de carotenos, como provitamina A. Éstos se transforman en vitamina A y se almacenan en el hígado. • Contribuye al buen mantenimiento de la piel, membranas mucosas, dientes y huesos. • Participa en la elaboración de enzimas en el hígado, así como de hormonas sexuales y suprarrenales.	• Aceite de pescado • Yema de huevo • Aceite de soya • Mantequilla • Zanahoria • Espinaca • Hígado • Perejil • Leche
Vitamina D	Se obtiene a través de provitaminas de origen animal que, al tomar sol, se activan a través de los rayos ultravioleta. • Da energía al intestino para la absorción de nutrientes, como el calcio y las proteínas. • Previene enfermedades de los huesos, como la osteoporosis, así como cáncer de próstata o de colon.	• Yema de huevo • Sardina • Atún • Queso • Hígado • Cereales • Leche

Vitamina E	• Protege las membranas de las células para evitar que envejezcan o se deterioren por los radicales libres que contienen oxígeno. • Participa en la formación de glóbulos rojos, músculos y otros tejidos. • Protege a los pulmones de la contaminación.	• Aceites vegetales • Germen de trigo • Chocolate • Legumbres • Verduras y frutas • Leche y soya • Girasol y maíz • Hígado
Vitamina K	• Participa en diferentes reacciones en el metabolismo, como coenzima, pero su función principal es ayudar a la coagulación de la sangre.	• Vegetales de hoja verde, como espinaca y acelga • Hígado de pescado • Aceite de soya • Yema de huevo • Legumbres

Vitaminas hidrosolubles: C y complejo B

El organismo las elimina rápidamente, por lo que hay que comer con mayor frecuencia los alimentos que las contengan a fin de evitar las carencias que propician enfermedades

Vitamina	Para qué sirve	Dónde se encuentra
Vitamina C	• Participa en la producción de colágeno, una proteína necesaria para la cicatrización de las heridas. • Ayuda a la reparación de encías, vasos, huesos, dientes y a metabolizar las grasas. • Es antioxidante, por lo tanto, protege de los radicales libres. • Es esencial durante el crecimiento y el embarazo.	• Brócoli, col de Bruselas y coliflor • Pimiento rojo y verde • Espinaca, repollo y nabo verde • Papa y camote • Tomate • Cereales enriquecidos
Vitamina B1	• Tiene un efecto benéfico sobre el sistema nervioso, por lo que es la gran aliada del estado de ánimo positivo. • Ayuda en caso de depresión, irritabilidad, pérdida de memoria, falta de concentración y agotamiento.	• Levadura de cerveza • Vegetales de hoja verde • Germen de trigo • Legumbres • Cereales • Carnes y frutas

Vitamina B2	• Actúa como coenzima para poder metabolizar los carbohidratos, las grasas y también en la formación de proteínas que participan en la transportación de oxígeno.	• Levadura de cerveza • Germen de trigo • Verduras • Cereales y lentejas • Hígado y carnes rojas • Leche y coco • Pan y queso
Vitamina B3	• Interviene en la metabolización de los carbohidratos. • Actúa como vasodilatador que mejora la circulación sanguínea. • Participa en el mantenimiento de la piel, la lengua y el sistema digestivo.	• Trigo integral • Levadura de cerveza • Salvado de trigo • Hígado de ternera • Germen de trigo • Arroz integral • Almendras
Vitamina B4	• Estimula la formación de ciertos glóbulos blancos. • Está relacionada con el crecimiento.	• Levadura de cerveza • Trigo integral • Hígado de ternera
Vitamina B5	• Es necesaria para la síntesis de hormonas antiestrés y la degradación de los ácidos grasos. • Ayuda a la generación de anticuerpos. • Su carencia provoca falta de atención, apatía, alergias y bajo rendimiento energético en general.	• Levadura de cerveza • Vegetales verdes • Yema de huevo • Cereales • Cacahuates • Carnes • Frutas

Vitamina B6	• Actúa en la utilización de grasas del cuerpo y la formación de glóbulos rojos. • Mejora la capacidad de regeneración del tejido nervioso. • Controla el mareo. • La falta de esta vitamina produce alteraciones como depresión, convulsiones, fatiga, entre otras.	• Pollo y espinaca • Garbanzo • Cereales • Aguacate • Sardina • Plátano • Lentejas • Hígado y atún • Pan integral y granos
Vitamina B8	• Interviene en las reacciones que producen energía y en el metabolismo de los ácidos grasos. • Ayuda a la formación de glucosa, a partir de los carbohidratos y las grasas. • Es necesaria para el crecimiento y el buen funcionamiento de la piel y sus órganos, así como para el desarrollo de las glándulas sexuales.	• Levadura de cerveza • Yema de huevo • Leguminosas • Riñón • Coliflor • Hígado • Mantequilla de cacahuate

Vitamina B9 (ácido fólico)	• Recoge, junto con la B12, la información genética en el ADN, por lo que es esencial durante el crecimiento. • Previene la aparición de úlceras bucales y favorece el buen estado del cutis. • Retarda la aparición de canas. • Ayuda a aumentar la producción de leche materna. • Protege contra los parásitos intestinales y la intoxicación de comidas en mal estado.	• Vegetales verdes • Champiñón • Hígado • Naranja • Nueces • Legumbres • Yema de huevo
Vitamina B12	• Participa en la regeneración rápida de la médula ósea y de los glóbulos rojos. • Mejora la concentración y alivia la irritabilidad.	• Pollo • Pescado • Huevo • Lácteos
Vitamina B13	• Sirve para metabolizar el ácido fólico y la vitamina B12. • Ayuda en el tratamiento de la esclerosis múltiple.	• Papa • Camote • Chayote • Zanahoria
Vitamina B15	• Aporta oxígeno porque facilita su absorción en todos los tejidos. • Estimula las respuestas del sistema inmunológico. • Protege al hígado de la cirrosis. • Baja los niveles de colesterol en sangre. • Alivia los síntomas de la angina de pecho y el asma.	• Levadura • Semilla de sésamo o ajonjolí • Semilla de calabaza • Cereales integrales

Minerales

Los minerales en el organismo forman parte de tejidos como huesos y dientes. Regulan el impulso nervioso al músculo e intervienen en factores como la regularización del metabolismo por parte de las enzimas.

De acuerdo con el nivel de dosis requerida por el organismo, se clasifican en macronutrientes y oligoelementos.

MACROMINERALES		
Se les requiere en grandes cantidades (más de 100 mg al día)		
Mineral	**Para qué sirve**	**Dónde se encuentra**
Azufre	• Ayuda a la combustión del azúcar y a la formación de huesos. • Desintoxica, hace crecer el cabello y lo fortalece.	• Cerezas • Cereales integrales • Salvado • Germen de trigo
Calcio	• Mantiene los huesos fuertes. • Interviene en las hormonas del cuerpo y la coagulación de la sangre.	• Brócoli • Lácteos • Sardina enlatada • Avellanas • Almendras • Salmón • Ajonjolí

Fósforo	• Participa en la formación de huesos y dientes. • Es necesario para que el cuerpo produzca la proteína para el crecimiento, así como para la conservación y reparación de células y tejido. • Su exceso produce una mala absorción del magnesio.	• Semilla de girasol • Semilla de sésamo • Pistaches y almendras • Soya • Alubias, garbanzos y lentejas • Lácteos y carne
Magnesio	• Sirve como un tranquilizante natural porque mantiene el equilibrio energético de las neuronas y actúa sobre la transmisión nerviosa. • Ayuda a fijar el calcio y el fósforo en los huesos y dientes.	• Germen de trigo • Levadura • Mijo • Arroz • Trigo • Soya • Alubias, garbanzos y lentejas
Potasio	• Mantiene el equilibrio de líquidos en el organismo. • Ayuda a la contracción muscular. • Regula la presión arterial y el ritmo cardiaco. • Contribuye al buen funcionamiento del metabolismo, como ayudar a la secreción de la insulina, convertir el azúcar en glucógeno, sintetizar las proteínas, etc. • Previene náuseas, calambres en las piernas, parálisis muscular.	• Frijoles y soya • Germen de trigo • Cacahuates • Plátano • Acelga y calabaza • Coco • Berro • Zanahoria y jitomate • Col de Bruselas • Papa y aguacate • Melón y fresa

| Sodio | La principal fuente de sodio es la sal. Este mineral se pierde a través de la orina y la transpiración, por eso es necesario consumirlo.
• Controla la presión arterial y el volumen sanguíneo.
• Interviene en la formación de músculos.
• En exceso puede causar hipertensión o retención de líquidos. | • Sal de mar
• Sal del Himalaya
• Sal refinada
• Embutidos
• Comida chatarra
• Bebidas rehidratantes |

OLIGOELEMENTOS		
Se les requiere en pequeñas dosis (menos de 100 mg al día)		
Mineral	**Para qué sirve**	**Dónde se encuentra**
Cobalto	Forma parte de la vitamina B12. La cantidad que se debe consumir es de 8 microgramos al día. • Es ideal para complementar una dieta vegetariana, ya que se puede administrar con suplemento. • Es esencial para los glóbulos rojos de la sangre.	• Carne de res • Riñón • Hígado • Leche • Ostras • Almejas

Cobre	• Participa en la formación de la hemoglobina. • Es fundamental para el desarrollo y mantenimiento de huesos, tendones, tejidos conectivos y sistema vascular.	• Hígado • Riñón • Molleja • Carne de res • Cereales integrales • Frutas secas • Legumbres
Cromo	• Participa en la regulación de los niveles de glucosa en sangre y su metabolismo. • Interfiere en el metabolismo de las grasas. • Participa en la coagulación de la sangre.	• Espinaca, brócoli, berro, lechuga, pimiento verde y cebolla • Tubérculos, como la papa • Cereales y nueces • Maíz • Manzana • Aceites vegetales • Pimienta negra
Flúor	• Participa en la formación y el fortalecimiento de huesos y dientes.	• Pescado • Hígado de cerdo • Langosta • Lácteos reforzados • Algunos embutidos • Pasta dental

Hierro	Existen dos tipos de hierro:	No hemo:
	Hierro no hemo (de origen vegetal). Se absorbe en menor medida porque los vegetales contienen sustancias que hacen difícil su absorción.	• Lentejas • Frijoles • Cereales • Espinaca • Acelga • Col • Espárrago • Lácteos
	Hierro hemo (de origen animal). Se absorbe hasta tres veces más y está presente en la hemoglobina y en la mioglobina de las carnes. • Favorece una correcta respiración al facilitar el transporte de oxígeno a los tejidos. • Ayuda a que la sangre circule a un ritmo adecuado. • Sirve para activar el grupo de vitaminas B y estimula la inmunidad y la resistencia física, ya que una de sus funciones principales es la de oxidar la glucosa para convertirla en energía. • La carencia de este mineral se conoce como anemia. Ésta se debe a un aporte insuficiente en la dieta o cuando ocurre una pérdida importante del mismo, como las hemorragias o la menstruación de la mujer.	Hemo: • Carnes rojas • Pavo • Conejo • Hígado • Pescado • Crustáceos • Yema de huevo

Manganeso	• Es necesario para el crecimiento de los recién nacidos. • Se relaciona con la formación de los huesos, el desarrollo de tejidos y la coagulación de la sangre y, además, con la activación de varias enzimas. • La carencia de manganeso en el organismo puede generar lento crecimiento de uñas y cabello, despigmentación del pelo y mala formación de huesos.	• Piña, fresa y plátano • Espinaca, col, brócoli, quinoa y arroz integral • Yema de huevo • Tofu • Semilla de chía • Almendras • Pan integral • Jengibre
Molibdeno	• Activa las enzimas esenciales para la síntesis de aminoácidos y el metabolismo de ciertos compuestos. • No consumir este mineral puede causar cáncer de esófago y reducir la esperanza de vida.	• Frijoles • Nueces • Soya • Lácteos

Selenio	• Es un poderoso desintoxicante, ya que es capaz de neutralizar el efecto tóxico de numerosos elementos pesados, como el plomo, el cadmio, el mercurio, etc. • Previene el desarrollo de células cancerosas. • Se usa para combatir algunos cánceres, como el de pulmón, de estómago, de hígado y de colon. • Favorece el sistema inmunológico, aumentando las defensas y protegiendo al organismo contra las enfermedades infecciosas.	• Frutos secos: nueces de Brasil, nueces, almendras y pistaches • Semilla de calabaza y semilla de hinojo • Pepino y ajo • Espárrago, lechuga, espinaca, jitomate y coliflor • Cereales • Ciruela, uva, melón, durazno, fresa y pera • Levadura de cerveza • Germen de trigo • Salvado de trigo
Yodo	• Trabaja junto con la glándula tiroides para metabolizar la grasa. • Participa en la síntesis del colesterol. • Fortalece las uñas, el cabello y los dientes.	• Hortalizas, ajo, betabel, acelga, cebolla y champiñón • Legumbres, haba y soya • Moras y piña • Nueces • Lácteos • Pescados, mariscos y crustáceos • Yema de huevo

| Zinc | • Colabora con el funcionamiento de la glándula prostática y el desarrollo de los órganos reproductivos.
• Previene el acné.
• Interviene en la síntesis de proteínas y colágeno.
• Promueve la cicatrización de heridas.
• Ayuda al sistema inmunológico y es un potente antioxidante natural. | • Ostras
• Cereales fortificados
• Carnes, en general
• Garbanzo
• Yogur
• Frijoles
• Almendras y nueces |

¿CUÁNTO CONSUMIR DE CADA MACRONUTRIENTE?

Para calcular, en gramos, cuántas porciones de cada macronutriente debes consumir, tienes que saber lo siguiente:

- 1 gramo de carbohidrato natural = 4 kcal
- 1 gramo de proteína = 4 kcal
- 1 gramo de grasa = 9 kcal

Para saber cuántas calorías diarias debes consumir, no tienes más que ingresar en internet a alguna página especializada en nutrición (por ejemplo: imss.gob.mx/salud-en-linea/apps/sano/calculadora-calorias) y proporcionar una serie de datos, como altura, peso y actividad física, y entonces obtendrás cuántas calorías debes consumir según tu objetivo personal.

Digamos que una persona que tiene que consumir 1,800 kcal diarias deberá consumir 900 kcal de carbohidratos naturales que equivalen a 225 gramos, 360 kcal de proteínas que equivalen a 90 gramos y 540 kcal de grasa que equivalen a 60 gramos.

Pero también debemos saber que cada alimento tiene una composición distinta y muchas veces aporta para varios grupos alimenticios, como vemos en el siguiente ejemplo:

100 gramos de pechuga de pollo aportan:
- 7.7 gramos de grasas saturadas
- 29.55 gramos de proteína

Puedes buscar en internet información sobre la cantidad de proteínas, carbohidratos y grasas que tiene cada alimento para así tener una mejor conciencia alimenticia que te ayude a conseguir el objetivo deseado más rápidamente.

Esto puede resultar tedioso al principio pero con el tiempo me lo agradecerás, ya que vas a poder darte cuenta de qué estás haciendo mal. En mi caso estaba consumiendo demasiada grasa, cosas fritas, dulces y panes azucarados que no me estaban ayudando a perder grasa.

No es lo mismo consumir dos chocolates que tengan 200 calorías que una pechuga de pollo que tenga las mismas 200 calorías.

Insulina y glucosa:
¿por qué no puedo adelgazar?

Mientras ingieres alimentos, tu cuerpo los convierte en glucosa, un azúcar simple que se transporta por la corriente sanguínea. La glucosa es el alimento principal de las células (musculares, cerebrales o del corazón). Mientras ésta viaja por la sangre, el páncreas produce una hormona llamada insulina.

La insulina abre las puertas de las células permitiendo que la glucosa entre en ellas, proporcionándoles energía. Sin glucosa, las células no pueden alimentarse.

Cuando comes más de lo que necesitas para alimentarlas, éstas dejan de recibir glucosa y cierran sus puertas. La glucosa sobrante se almacena en células de grasa, convirtiéndose en ácidos grasos libres. Frank Suárez, en el libro *El poder del metabolismo,* hace referencia a este tema: "La insulina es un carrito de supermercado que en su interior tiene diferentes alimentos (glucosa), la insulina debe llevar la glucosa a las células del cuerpo y el excedente a las células de grasa".

Si tu cuerpo necesita más energía y no ingieres ningún alimento, las células de grasa liberan ácidos grasos libres y éstos alimentan al resto de las células, sin necesidad de la insulina, por lo que tu cuerpo empieza a quemar grasa. Sin embargo, la realidad es que si comes en exceso almacenas demasiada grasa y no logras quemarla.

Para que el proceso de liberación de ácidos grasos libres funcione en tu organismo necesitas un lapso de cuatro horas entre cada comida. Si, por ejemplo, comes cada dos horas, subirás de peso debido a que tu cuerpo todavía tiene insulina y esto no permite que salgan los ácidos grasos libres a alimentar a las células, que es como se quema la grasa. Por el contrario, si pasas más de seis horas sin comer, tu cuerpo entrará en un estado de catabolismo muscular; es decir, tu organismo se nutre de sus propios tejidos, acabando con tus músculos.

Para que el proceso de liberación de ácidos grasos libres funcione en tu organismo necesitas un lapso de cuatro horas entre cada comida.

¿Cómo se mide la glucosa?

Los carbohidratos, tanto los refinados como los naturales, tienen una gran cantidad de glucosa. Ésta puede medirse a través del índice glucémico (IG).

El término glucémico se refiere a la concentración de glucosa en sangre. El IG se ideó para clasificar los alimentos de acuerdo con la manera en que afectan esa concentración, tal como se muestra a continuación:

- Índice glucémico bajo: proveen al torrente sanguíneo de un suministro gradual de glucosa. Algunos alimentos con IG bajo son: lentejas, frijoles y avena.
- Índice glucémico alto: producen una liberación rápida de energía. Algunos alimentos con IG alto pueden ser: pan blanco, cereales, harinas, pizza y cerveza.

Esto significa que si consumes la misma cantidad de energía (calorías) en alimentos de ambos tipos, los de IG bajo te harán sentir más satisfecho y con más energía por un lapso mayor.

Las papas y el arroz también poseen carbohidratos y tienen un IG alto, pero, a pesar de que engordan, son carbohidratos naturales. Además, te proveen energía y tienen propiedades benéficas para el cuerpo.

INSULINA Y ALIMENTOS

- Alimentos que generan poca insulina (adelgazan): carnes rojas, pollo, pavo, pescado, mariscos, queso reducido en grasa, huevo, vegetales, jugos de vegetales, ensalada, almendras, nueces y semillas.
- Alimentos que generan mucha insulina (engordan): pan, pasta, harina, arroz, plátano, tubérculos, legumbres, chocolate, leche, queso amarillo, jugo de frutas dulces y refrescos azucarados.

Hablemos de acidez

El pH (potencial de hidrógeno) es una medida de acidez o alcalinidad de una disolución. Éste indica la concentración de iones hidronio $[H_3O]^+$ presentes en determinadas disoluciones.

En los líquidos, la escala de pH varía de 0 a 14. Son ácidas las disoluciones con pH menor que 7 y alcalinas las de pH superior a este número. Una sustancia es más ácida si tiene más iones de hidrógeno.

Los alimentos sólidos y líquidos que tienen un pH ácido detienen tu metabolismo, lo que te puede traer varios problemas de salud. Una acidosis (estado de acidez alto en el cuerpo) puede provocar enfermedades como cáncer o diabetes.

Escala pH		Alimentos
Alcalino ph	**10**	Alta alcalinidad Agua ionizante Espinacas Brócoli
	9.0	Aceite de oliva Té verde Lechuga Apio
	8.0	Manzanas Almendras Zanahoria Tomates Col
Neutral ph	**7.0**	Agua del grifo Ósmosis inversa Agua destilada y embotellada
Ácido pH	**6.0**	Jugo de frutas Mayoría de granos Huevos Pescado
	5.0	Té Granos cocidos Pollo Cerveza
	4.0	Azúcar Café Pan Blanco Ternera
	3.0	Mariscos Pasteles Pasta Queso Refrescos

Los alimentos que tienen un pH ácido detienen
tu metabolismo.

Los líquidos, básicos en tu alimentación

Agua

El agua tiene un pH de 7, un punto neutro, y la sangre tiene
un pH de 7.4. Al tomar agua, te oxigenas y ayudas a estabilizar
a tu cuerpo en relación con la acidez de los alimentos que has
consumido. Cuando tus células se oxigenan, aumenta la velo-
cidad de tu metabolismo y, por ende, adelgazas.

Asimismo, el agua mejora la capacidad sexual tanto del
hombre como de la mujer. Cuando un hombre está bien hi-
dratado puede lograr una buena erección, ya que el pene es
un aparato de tipo hidráulico y se llena de sangre, mientras
que a las mujeres les permite una mejor lubricación.

No es lo mismo beber agua que jugo, refresco, café, cerveza, leche, té, vino, etcétera. El agua en estado natural es
ideal para el cuerpo. Si le agregas cualquier otra sustancia deja
de considerarse así, perdiendo su pH neutro, y se vuelve más
ácida. Si el agua tiene algún sabor, el cuerpo asume que es
alimento.

Entre más ácido sea un líquido, mayor será el esfuerzo
que tenga que hacer tu cuerpo para mantener tu sangre con
pH 7.4. Para lograr este objetivo, tu cuerpo debe eliminar minerales alcalinos, como el sodio y el magnesio, a través de la
orina.

¿Cómo saber si estás deshidratado?

Estás deshidratado si tienes la piel reseca, acidez estomacal, no sudas, tu orina es amarillenta y con olor fuerte. La cantidad de agua a consumir para contrarrestar esto depende del volumen de tu cuerpo.

¿Cuánta agua debes tomar?

Para calcular el consumo de agua diario, divide tu peso entre 7. El resultado se refleja en cantidad de vasos de ¼ de litro por día. Cada 6 vasos de agua equivalen a 1 ½ litros. Por ejemplo, si pesas 70 kilos, lo divides entre 7 y el resultado será 10 vasos, que equivale a 2 ½ litros. Éstos son otros resultados posibles:

VASOS	LITROS
6	1½
7	1¾
8	2
9	2¼
10	2½
11	2¾
12	3
13	3¼
14	3½
15	3¾
16	4

Remedios naturales con agua

1. Si sufres de acidez frecuente, hemorroides, gastritis o colitis, agrega una pizca de bicarbonato al agua para potenciarla, subir el pH y lograr una alcalinización más efectiva y rápida. ¡Te sentirás mejor!
2. En los resfriados, mezcla el jugo de un limón, una cucharada de miel y un vaso de agua caliente. Este jugo es diurético y te ayudará a estimular la función del hígado. Además, hacer gárgaras con esta mezcla curará tus anginas.
3. Tomar el jugo de un limón con agua caliente en ayunas es perfecto para limpiar el estómago, el hígado y diluir las grasas.

Refrescos

Los refrescos, sodas o gaseosas son la mejor forma de deshidratar el cuerpo. Contienen ácido fosfórico, que evita que el azúcar se vaya al fondo del envase. Aun siendo de dieta, son bebidas ácidas y con gas que, al ser ingeridas, no permiten que las células se oxigenen y detienen el metabolismo.

Leche

Con la edad, la capacidad digestiva y metabólica disminuye, por lo que la leche de vaca deja de ser un alimento saludable. Además de ser alta en toxinas, contiene una gran cantidad de proteínas que neutralizan la acidez, favoreciendo las infecciones gástricas.

El consumo de la leche de vaca o derivados genera una necesidad de glúcidos a tu organismo; es por eso que, por lo general, la acompañas de algún pan o galleta.

En su libro *Dime qué comes y te diré de qué enfermarás,* el doctor Francisco Fajardo asegura que los alimentos lácteos producen artritis en algunas personas. Si sufres de artritis, suspende el consumo de leche y sus derivados durante una semana para ver si aminoran los síntomas.

Una taza de leche entera tiene 34 mg de colesterol, mientras que una rebanada de tocino sólo 3 mg.

¿Qué es la intolerancia a la lactosa?

Esta intolerancia es la insuficiencia de la enzima lactasa que impide la correcta absorción de la lactosa. La lactasa es un disacárido (formado por la unión de una glucosa y una galactosa) que el organismo tiene que romper para poder asimilarlo. Las reacciones a la leche como calambres, hinchazón, gases y diarrea se deben a la falta de esta enzima.

También se puede ser intolerante a las proteínas de la leche, como la caseína. En este caso, las personas, en especial los bebés, no son capaces de digerirla y les produce trastornos digestivos.

Té verde

Esta variedad de té tiene múltiples beneficios, entre los que destacan:

1. Mejora la digestión y contribuye a mantenerte en estado de alerta.
2. Provee propiedades alcalinas que favorecen la pérdida de peso.
3. Al ser rico en antioxidantes, tiene la capacidad de acelerar el metabolismo. Sin embargo, si le agregas un poco de azúcar, ya no tiene la misma función en el cuerpo.

Café

El café es un poderoso estimulante del metabolismo. Contiene antioxidantes (concretamente polifenoles) que ayudan a tu organismo a reducir y eliminar los efectos negativos de los radicales libres; por ejemplo, el envejecimiento. También te protege de enfermedades neurodegenerativas y cardiovasculares. Además, ayuda a prevenir el Alzheimer y el Parkinson.

Tip

- -

El café es un poco ácido, produce muchos jugos gástricos y te deshidrata. El secreto está en que después de media hora de haber consumido esta bebida, tomes agua para oxigenarte de nuevo y evitar la deshidratación.

No todos los cafés tienen la misma acidez;
busca los que tengan un menor nivel para evitar
malestares.

Jugos de frutas y vegetales

Todos los jugos de fruta o vegetales te aportan vitaminas y minerales, por lo que su consumo es benéfico para tu organismo. Lo importante es cuidar la cantidad y el tipo de ingrediente que contengan (principalmente frutas), ya que no todos lo benefician de la misma manera.

Aquí una descripción:

- **Frutas que engordan:** mango, melón, plátano, naranja y mandarina.
- **Frutas que no engordan demasiado:** kiwi, fresas, manzanas, peras, uvas, sandía, papaya y jícama.
- **Frutas que adelgazan:** todas aquellas que son ácidas, pero que al pasar por los jugos gástricos tienen propiedades alcalinas y, de esta forma, te ayudan a estimular el metabolismo. Éstas son limón, piña, toronja, ciruela e higo.

Con respecto a los jugos de vegetales, en especial los de color verde (apio, pepino, acelga o espinaca), es importante saber que estimulan el metabolismo.

Alcohol

El alcohol es energía pura (1 gramo de bebida alcohólica = 7 kcal) y, como no puede almacenarse en tu cuerpo, tiene que oxidarse para convertirse en energía y así eliminarse.

Con el alcohol, tu cuerpo tiene energía de sobra y se olvida de quemar grasa. El metabolismo se desacelera y ahora no sólo no quema, sino que almacena. El alcohol contiene calorías vacías que no nutren al cuerpo en ninguna forma y además generan grasa abdominal que, con el tiempo, puede ser un arma mortal que te haga propenso a enfermedades como diabetes y cáncer.

El alcohol debe ser consumido en porciones muy bajas. Cuanto más alcohol tenga una bebida más calorías tendrá, por lo tanto engordará más. Por ejemplo, el vino engorda más que la cerveza, aunque la cerveza también contiene gluten.

La cerveza tiene propiedades que ayudan a reducir el estrés, porque la levadura de cerveza contiene complejo B.

El vino tinto tiene resveratrol, un antioxidante que contiene polifenoles, como el café. Éste disminuye sustancialmente los riesgos de enfermedades cardiovasculares porque no permite que la sangre se coagule. Entonces, si quieres beneficiarte de este antioxidante, debes tomar una copa de vino tinto diaria, no más.

Intolerancia al gluten

El gluten es una proteína que se encuentra en alimentos como el trigo, el centeno y la cebada. En la actualidad, hay muchos especialistas en salud y nutrición que recomiendan evitar el consumo de productos con gluten, ya que puede provocar inflamación, exceso de mucosidad dentro del cuerpo y acidificación del pH, factores que pueden acarrear enfermedades como Alzheimer, Parkinson, demencia senil, entre otras, como advierte el doctor David Perlmutter en su libro *Cerebro de pan*. A las personas que no pueden procesarlo se les llama celíacas.

Sin embargo, dejar el gluten no es fácil porque está en casi todo lo que comemos. Además, existen el pan integral, el pan de centeno o el pan Ezenio o Ezequiel (pan fermentado), que aportan mucha fibra a tu cuerpo y esto produce que el metabolismo funcione más rápido y puedas adelgazar.

Consejos para cuidar el consumo de gluten

1. Recuerda siempre esta frase: "Quizás el problema no sea el gluten, sino consumirlo en exceso".
2. Si tienes una vida sedentaria es necesario eliminar de tu dieta los alimentos que contengan gluten y sustituirlos por alimentos con IG bajo, como frutas y verduras.
3. El pan integral con semillas aporta mucha fibra y ayuda a tu cuerpo a eliminar los alimentos que no le proporcionan nutrientes.
4. Olvida la falsa teoría sobre la miga de pan; ésta (en una porción normal) no engorda debido a que tiene más aire y agua que la corteza.
5. El pan tostado es un pan deshidratado que se vuelve más sólido al perder agua. Como tardas más en masticarlo, causa en tu cerebro una sensación de que estás comiendo más cantidad, lo que te deja satisfecho más rápidamente.

Tip

- -

Cuando te prepares un sándwich, utiliza pan de caja integral con semillas. Si lo deseas, puedes retirar las orillas de la corteza para reducir algunas calorías.

Padecimientos que afectan el metabolismo

Algunas enfermedades están relacionadas directamente con el metabolismo lento y, por ende, con la tendencia a aumentar de peso. En estos casos resulta fundamental el tratamiento médico adecuado.

Enfermedad	Descripción	Síntomas
Hipotiroidismo	Se caracteriza por la disminución de la actividad funcional de la glándula tiroides y el descenso de secreción de hormonas tiroideas. Una de sus principales manifestaciones es la fuerte tendencia al sobrepeso y a la obesidad.	• Colesterol alto • Caída del pelo • Depresión y cansancio • Estreñimiento • Frío en las extremidades • Infecciones recurrentes • Problemas digestivos • Retención de líquidos

Candida albicans	Es un hongo que se encuentra en el intestino y produce 78 tóxicos distintos. Esto crea un ambiente venenoso y ácido dentro del organismo, lo que detiene poco a poco el metabolismo. El hongo no debe superar el 10% de la flora intestinal o vaginal. La cándida se alimenta de azúcares, por lo que hay que evitar el consumo de almidones, azúcares y cereales.	• Acné y alergias • Cansancio y ardor vaginal • Dolores musculares • Diarrea y estreñimiento • Gases estomacales • Infección de oídos • Salpullido o manchas en la piel
Diabetes	Diabetes tipo 1. Se origina cuando el páncreas deja de producir insulina. Diabetes tipo 2. Empieza en la edad adulta, aunque hay algunos casos de adolescentes que ya la padecen. En este tipo de diabetes el cuerpo mantiene niveles de glucosa demasiado altos y esto afecta la salud y el metabolismo. Podemos decir que es la incapacidad del cuerpo de procesar los carbohidratos refinados. Si se eliminan de la dieta se puede tener una buena calidad de vida.	• Ataques al corazón • Pérdida de la visión • Mal funcionamiento del riñón • Utilizar diálisis

Hipoglucemia	En esta enfermedad el cuerpo experimenta niveles bajos de glucosa. Se refiere a una intolerancia a los carbohidratos refinados.	• Inestabilidad • Nerviosismo o ansiedad • Sudoración y escalofríos • Irritabilidad o impaciencia • Confusión, incluyendo el delirio • Latidos cardiacos rápidos

---

HIPOTIROIDISMO Y MUJERES

El hipotiroidismo afecta a 8 mujeres por cada hombre. La glándula tiroides es muy sensible al estrés; la mayoría de las mujeres que desarrollaron esta enfermedad fue después de un evento traumático (una separación, una muerte, un accidente, etcétera).

Hormonas femeninas

El cuerpo del hombre tiene más musculatura que el de la mujer y por lo tanto consume más energía y quema la grasa con mayor facilidad. Produce la hormona llamada testosterona, constructora de músculos y quemadora de grasa. Por su parte, el cuerpo de la mujer produce una hormona llamada estrógeno, que acumula grasa.

El organismo de la mujer balancea el estrógeno con otra hormona que se produce durante la ovulación llamada progesterona (es la que permite la gestación del bebé). Cuando ya no ovula, la mujer todavía produce estrógeno pero ya no progesterona; entonces, la balanza no tiene nada de un lado y mucho peso del otro. Así, alrededor de los 50 años, la mujer empieza a engordar y cambia su humor de forma drástica.

Es recomendable que al entrar en la menopausia las mujeres consulten con el ginecólogo de qué forma pueden aplicarse la hormona progesterona.

El estrés, ¿también te afecta?

El estrés es un mecanismo de defensa que tiene tu cuerpo para sobrevivir. Éste produce un exceso de cortisol, que aumenta los niveles de glucosa en sangre, pero si no utilizas esa energía extra rápidamente, tu cuerpo la almacenará en las células de grasa y empezarás a subir de peso.

Para evitar esta situación es recomendable que elimines ese exceso de grasa con alguna actividad adicional, como caminar. Practicar yoga también te puede ayudar a sentirte relajado en situaciones que a veces te resulten incontrolables.

El estrés no sólo hace que subas de peso; también hace que sientas hambre y genera mucha ansiedad por comer lo que sea. Cuando el cortisol entra al torrente sanguíneo, te vuelves menos sensible a la leptina, la hormona que le dice al cerebro cuándo debe dejar de comer.

Asimismo, el cortisol que produce el estrés tiene otras manifestaciones, como causar una pérdida de memoria o de concentración.

Consecuencias del estrés

- Un estrés prolongado lleva a una resistencia a la insulina, disminución de libido e infertilidad.
- Puede provocar pérdida de masa muscular y aumento de la grasa visceral.
- El colesterol, triglicéridos y presión arterial pueden aumentar.
- Provoca cansancio (sin sueño) y depresión.

Tip

- -

Dado que el estrés puede hacer que subas de peso, aprender una técnica de relajación es fundamental para que prevengas el sobrepeso y, en general, goces de una mejor salud.

La mala digestión, un gran problema

Los alimentos que comes no pueden ser utilizados por las células de tu cuerpo a menos que, en el proceso digestivo, se reduzcan a tamaños moleculares para garantizar la absorción de nutrientes. Por ello te recomendamos:

- **Masticar bien los alimentos.** De esta forma, le facilitas el trabajo a tu aparato digestivo para poder descomponer más rápidamente los alimentos. También ayuda beber agua.

- **Reducir los carbohidratos.** El exceso de glucosa se fermenta y se convierte en ácido láctico, lo que aumenta la acidez del cuerpo y reduce la absorción.
- **Combinar los alimentos correctamente.** Cada tipo de alimento requiere una digestión distinta. Si no se combinan adecuadamente se pueden fermentar o provocar que se alargue la digestión, lo que produce molestias o gases tóxicos que perjudican a tu organismo.

LA MEJOR COMBINACIÓN

- Las frutas se fermentan cuando las combinas con proteínas como carne, queso y huevo (algunas excepciones son la piña cocida con carne o el yogur con frutas). Evita comerlas en un mismo platillo.
- Mezclar verduras con proteínas es una excelente opción en cualquier momento del día.
- Consume una mayor cantidad de alimentos alcalinos (60%), como los vegetales verdes, en lugar de alimentos ácidos (40%), como los carbohidratos refinados y las carnes rojas. Si padeces alguna enfermedad, balancea tu alimentación a un 80%/20%.

Alergias e intolerancias

Para entender este tema debemos definir ambos términos:

- **Alergia.** Es una reacción del sistema inmunológico del cuerpo que, por alguna razón, identifica a algún alimento o sustancia como enemigo y lo ataca como tal. Produce síntomas como hinchazón, comezón, dolor de cabeza o mucosidad.

- **Intolerancia.** Es la incapacidad de un organismo para resistir y aceptar el aporte de determinadas sustancias, en especial alimentos o medicamentos. No provoca ninguna reacción evidente en el sistema inmunológico; sin embargo, debes observar los síntomas que te provocan los alimentos una vez que los consumes, como diarrea, dolor de estómago, pérdida de peso, gases, etcétera. Los alimentos que con mayor regularidad provocan intolerancia son el maíz, la soya y el trigo.

Sustancias tóxicas que favorecen el sobrepeso

Las exitocinas son sustancias que provocan una estimulación excesiva en tu cerebro. Envían a las células demasiada información, lo que causa un desgaste en las mismas. Algunos ejemplos pueden ser:

- **Aspartame.** Es un polvo blanco e inodoro, unas 200 veces más dulce que el azúcar. Se comercializa principalmente como edulcorante, aunque también está incorporado en numerosos productos alimenticios, en todo el mundo, como bebidas, postres y dulces. Está formado por tres compuestos: fenilalanina, ácido aspártico y metanol, altamente tóxicos.
- **Antidepresivos.** Todos los medicamentos de este tipo te hacen engordar. Esto se debe a que producen una sensación de bienestar, alteran la química cerebral, pero también alteran las hormonas, como el cortisol,

que es el que se produce con el estrés y el que nos engorda si no se utiliza esa energía rápidamente.

- **Diuréticos para reducir la presión arterial.** Suben de peso porque trabajan reduciendo los niveles de agua en el cuerpo.
- **Cortisona.** Existen otros medicamentos que detienen el metabolismo, como las bombas de inhalar para el asma (que contienen corticoide) e inyecciones de cortisona (es la hormona cortisol creada de forma sintética en un laboratorio) para inflamaciones en la espalda.
- **Glutamato monosódico.** Esta excitotoxina favorece la resistencia a la leptina, una hormona producida por los tejidos adiposos que manda un mensaje al cerebro diciendo: "la grasa está aumentando, por eso estoy yo aquí". El aumento de leptina produciría una disminución de apetito y un aumento del gasto energético en un intento del cuerpo por mantenerse en el peso ideal. De la misma manera, una disminución de la grasa corporal reduciría también la leptina, por lo que aumentaría el apetito para poder recuperar el peso perdido. Las personas con obesidad tienen niveles de leptina muy altos, pero presentan una resistencia a la misma. Al ingerir esta sustancia estamos provocando que nuestras neuronas se exciten mucho y empiecen a disparar sus impulsos muy rápidamente. Los dispara tan rápido que la célula quedará exhausta y morirá. El glutamato monosódico causa además de sobrepeso y obesidad, enfermedades cerebrales como Alzheimer, convulsiones, Parkinson, entre otras. Podemos encontrar el glutamato monosódico en las etiquetas como: proteína hidrolizada, extracto de levadura autolizada ajinomoto, Vetsin, MSG, caseinato de calcio, PVH, pro-

teína texturizada, glutamato monopotásico, PHP, extracto de levadura, ácido glutamático, caseinato de sodio, extracto de proteína vegetal, senomyx, carragenano, saborizante natural, realzador del sabor, o con los números E620, E621, E622, E623, E624, E625, E626, E627, E631 y E635.

Tip

- -

*En caso de depresión, la mejor forma de levantar
el ánimo es a través del aminoácido L-tirosina,
así como de la vitamina B, como en la yema de
huevo, nueces, almendras y pan integral.*

Falta de actividad física

Otra cuestión que puede afectar tu metabolismo es la vida sedentaria. Tener un metabolismo lento provoca que no tengas ganas de realizar ninguna actividad física. Por ello, es importante que primero adelgaces y después te ejercites, para que recuperes la energía perdida.

Existen dos tipos de ejercicio que te pueden ayudar a mejorar tu apariencia física.

- **Ejercicio aeróbico.** Abarca actividades como correr, ejercitar en la escaladora o elíptica, bicicleta, etcétera. La mejor forma de quemar grasa con este tipo de actividad es no hacer ejercicio siempre al mismo ritmo, sino variar la intensidad. Lo ideal es realizar una hora de actividad física, al menos dos veces a la semana (si pueden ser más, mucho mejor). ¡No olvides consumir agua durante tu actividad!

- **Ejercicio anaeróbico.** Este tipo de actividad requiere fuerza, por ejemplo, levantar pesas, escalar, hacer yoga, practicar artes marciales, nadar (aunque estas dos últimas también son aeróbicas), etcétera. Para quemar grasa, el ejercicio debe ser de mediana a alta intensidad y se recomienda realizarlo al menos tres veces a la semana.

Tips

- -

Si levantas pesas es necesario que comas más cantidad de carbohidratos buenos y proteínas; esto te ayudará a reconstruir los tejidos de los músculos que utilices después de realizar la actividad.
No olvides que el mejor y más completo ejercicio físico que existe es la natación. En segundo lugar está el boxeo. ¡Practícalos!

Capítulo 6

Tu plan de alimentación

En el capítulo anterior te expliqué que las dietas no funcionan a largo plazo; está comprobado. Las personas tienden a hacer dieta cuando se dan cuenta de que están gordas; es entonces que se someten al régimen por un tiempo determinado, que por lo general es menor a un año. Más tarde vuelven a su vida cotidiana y retornan a las andanzas.

De esta manera, quizá sea tu caso que, tal y como cuando te duele la cabeza te tomas una aspirina, cuando engordas haces dieta. Lo que te quiero proponer es que, en lugar de dieta, te decidas a llevar el control de tu vida al adquirir hábitos saludables de alimentación.

Dieta significa estar restringido, mientras que comer sano es más bien un estado de conciencia alimentaria que aplicas todos los días. Para comer sanamente es necesario pensar con "cabeza de flaco" y tener una conversación interna como ésta:

¿Esto me hace bien?
¿Esto me alimenta realmente?
¿Cuánto engordaré con esto?
¿Al final del año me veré bien o me veré mal?
Si sigo el régimen, ¿cuál será el resultado en un año?

> Recuerda lo que aprendiste sobre conversaciones internas y sobre modelar a personas exitosas en el capítulo 4 de la primera parte.

A lo largo de este capítulo te ofreceré muchos consejos para que logres armar el plan de alimentación ideal para ti y para que consigas llegar a tu peso óptimo. Te invito a tomar las riendas de tu vida y a tener el control total de las diferentes situaciones que vayas enfrentando. Empieza repitiendo la siguiente frase tres veces:

Tengo una voluntad de hierro
y puedo sortear todos los obstáculos.

El camino fácil no funciona

- No busques una solución mágica para adelgazar; la reducción de peso debe ser paulatina y controlada. Si lo haces rápidamente sólo lograrás perder tu masa muscular.
- Di "no" a las dietas de un solo grupo alimenticio, ya sean proteínas o verduras.
- Las dietas en donde sólo bebes un licuado proteínico o consumes pastillas, polvos y todo tipo de productos, te harán ver bien mientras los tomes, pero cuando los dejes y vuelvas a comer de la misma forma que antes, sufrirás el efecto rebote e incluso, puedes subir el doble de peso que bajaste.

Por muy difícil que parezca, tener una
alimentación balanceada y saludable sólo
requiere fuerza de voluntad.

Empieza con pequeñas metas

- Es importante tener objetivos claros, reconocer tu sobrepeso u obesidad (si es el caso) y poner metas al-
canzables a corto plazo, como adelgazar 10 kilos en 5
meses. Cuando logres este objetivo te pondrás otro y
así sucesivamente.
- Las cosas llevan su tiempo, no te desesperes. No está
bien adelgazar 10 kilos en un mes, es un proceso demasiado brusco para tu cuerpo.

¿CUÁNTOS KILOGRAMOS DEBES BAJAR POR MES?

Debes bajar entre 0.5 y 1 kilogramo por semana y no
más para evitar el rebote y que la piel no logre rees-
tructurarse a tu nuevo peso.

Una persona que tiene 30 kilos de más, debe
adelgazar 2 kilos por mes. Como el año tiene 12 meses, en un año debería haber bajado 24 kilos. Para
llegar a los 30 kilogramos necesita 15 meses, o sea,
un año y 3 meses.

¿Cómo comer correctamente?

Ya aprendimos en el capítulo anterior que las proteínas, las grasas y los carbohidratos son esenciales para la buena nutrición. Ahora te compartiré las proporciones ideales de estos alimentos en la dieta diaria.

Persona normal

Para una persona normal, lo más recomendable es comer de la siguiente manera:

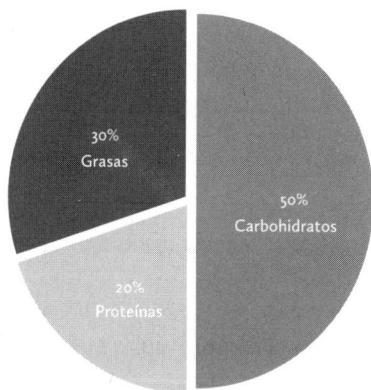

Para conservar la buena salud es necesario consumir un 22% de grasas saludables y máximo 8% de grasas no saludables.

Para ganar musculatura

Hay personas que comen cualquier chatarra y son de complexión delgada. Si eres de estas personas y estás tratando de ganar musculatura, debes invertir algunos valores:

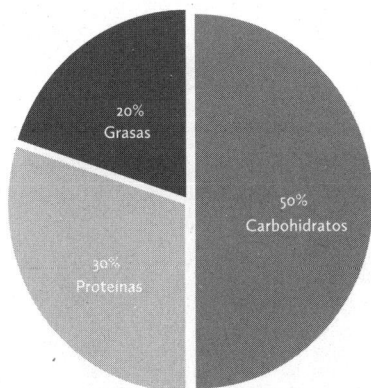

20%
Grasas

50%
Carbohidratos

30%
Proteínas

Para seguir este tipo de dieta necesitas practicar alguna actividad física, ya que las proteínas se encargarán de regenerar los músculos desgarrados al hacer deporte. Si no es así, no tiene mucho caso consumir tanta proteína.

Metabolismo lento

También están las personas que con sólo mirar el pastel engordan, todo lo transforman en grasa y su metabolismo es
lento, tienen huesos anchos y piel muy gruesa. Para ellas se
recomienda el siguiente plan:

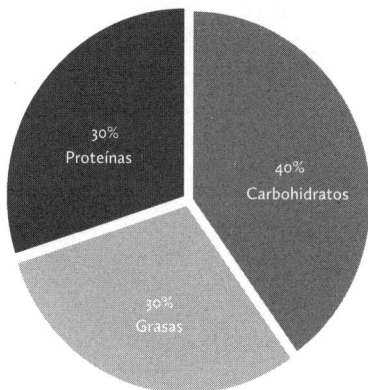

Divide la proteína en 15% animal y 15% vegetal para no causar acidez ni problemas en los riñones. Una vez que empieces
a adelgazar y pierdas grasa, debes cambiar de plan a 50-30-20
o 50-20-30.

Forma de comer 2 × 1

Desarrollaré a continuación un concepto que se encuentra en el libro *El poder del metabolismo,* de Frank Suárez, llamado "Forma de comer 2 × 1".

La siguiente figura representa un plato visto desde arriba, donde se incluyen dos alimentos que adelgazan contra uno que engorda, dividiendo el plato en 3 partes iguales.

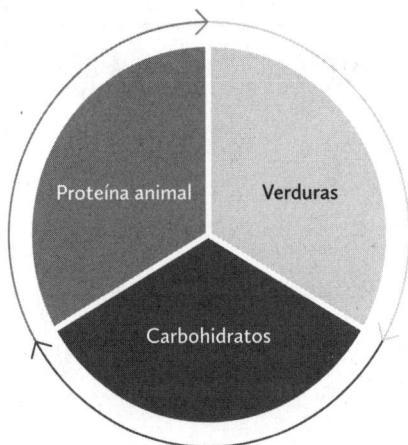

La idea de Frank Suárez es que al comer más alimentos que adelgazan, el cuerpo no genera tanta insulina y, de esta forma, no genera hambre ni ansiedad. Para comenzar, te doy dos ejemplos para el desayuno.

Desayuno efectivo

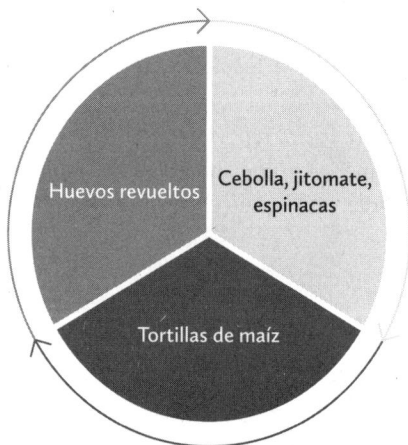

Ejemplo 1:
Proteína: huevo
Carbohidratos naturales: verduras
Carbohidratos naturales: tortilla (de preferencia, tortilla taquera)

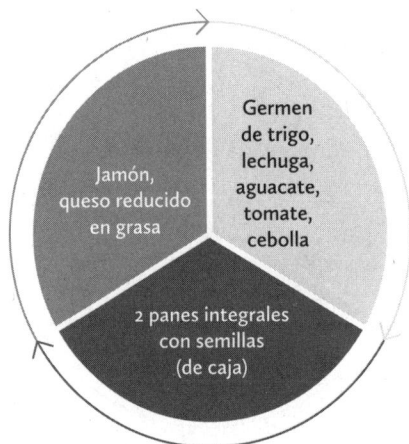

Ejemplo 2:
Carbohidratos: pan de caja con semillas
Carbohidratos naturales: verduras
Proteínas: jamón, queso

Menú vegetariano

Si eres vegetariano también puedes utilizar este plan imaginario para comer sano y estar bien nutrido. Veamos el siguiente ejemplo:

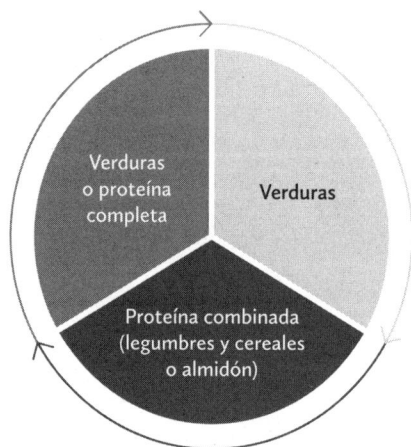

Aquí tenemos la fórmula ideal para que los vegetarianos se alimenten de manera saludable. La parte superior izquierda indica la proteína completa, como la soya orgánica; y la parte superior derecha puede incluir cualquier tipo de verduras. Para verse bien, los vegetarianos deben consumir proteínas combinadas que les aporten energía, como las legumbres más cereales o almidones.

Plato para diabéticos

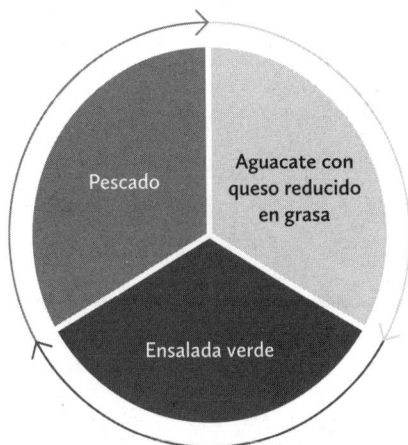

Como puedes observar, en este plato no hay nada que genere mucha insulina, justamente lo que hay que evitar en caso de tener diabetes tipo 2. Tiene grasas buenas, proteínas, minerales y vitaminas.

El plato perfecto

Considero que el plato que estoy presentando aquí lo tiene todo. Imagínense un rico filete de pescado (que contiene tanto proteínas como grasas buenas y Omega 3), una ensalada verde con lechuga, jitomate, cebolla, espinaca y aguacate, completando la dosis de vitaminas y minerales para que funcione el metabolismo, junto con la maravillosa fibra del arroz (si es integral mucho mejor, porque el salvado que tiene es muy bueno para el organismo).

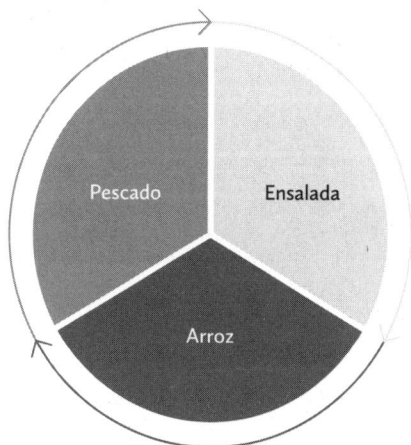

Hamburguesas sin culpa

Si tuviéramos que distribuir los alimentos que se incluyen dentro de una hamburguesa, los veríamos de la siguiente manera:

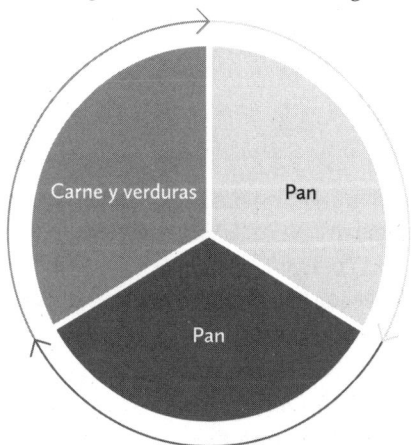

En este caso, los carbohidratos que engordan superan ampliamente a la parte que genera poca insulina, que son la carne
y las verduras. Además, por lo general, la hamburguesa será
acompañada de papas a la francesa, que también engordan
y generan insulina y grasas saturadas. Para que comas una
hamburguesa sin tanta culpa te recomiendo:

- Procura que tenga más relleno que pan: muchas verduras y carne (si es magra, mejor).
- Fríe las papas en aceite de cacahuate. Éste tarda más
  tiempo en llegar a su punto de ebullición y, si es posible, pásalas por el aceite con todo y cáscara.
- Elige pan multigrano o integral.
- En caso de ser vegetariano, reemplaza la proteína animal por hamburguesas de soya, de arroz con frijoles o
  de germen de trigo.
- Recuerda que las mejores y más saludables hamburguesas son las que se preparan en casa.

ONCE SUPERALIMENTOS

Los alimentos que mencionaré a continuación son los que debes incluir en tu alimentación para poder metabolizar más
rápido, lograr adelgazar y mejorar tu salud. No olvides com-
prarlos la próxima vez que vayas al supermercado.

1. Alga espirulina

- Es un alga que ayuda a reducir el apetito, ya que contiene fenilalanina. Actúa en el cerebro, sobre el hipo-
  tálamo, causando sensación de satisfacción.

- Es una proteína completa del reino vegetal que aporta todos los aminoácidos esenciales, siendo propicia para los vegetarianos.
- Contiene gran cantidad de yodo, lo que produce, a través de la glándula tiroides, la aceleración del metabolismo, resultando así ideal para las personas que padecen hipotiroidismo, y también ayuda a perder peso.

2. *Levadura de cerveza*

- Es una gran fuente de vitamina B, regula el colesterol gracias a sus ácidos grasos y acelera el metabolismo.
- Ayuda a combatir el estreñimiento, ya que posee fibra y contiene una gran cantidad de minerales, lo que aleja las enfermedades relacionadas con la acidosis.
- Es recomendable para combatir la depresión y la fatiga, gracias al complejo de vitamina B que posee.

3. *Chocolate amargo*

- Tiene, al menos, 70% de cacao, un excelente antioxidante. Éste posee flavonoides que combaten los radicales libres y evita así el envejecimiento.
- Es una gran fuente de magnesio que, combinada con almendras, ayuda a fijar el calcio en los huesos.
- Produce una sensación de bienestar, lo que es muy recomendable para personas con depresión.

Tip

- -

*No olvides que el chocolate engorda por su alto
contenido de grasas saturadas, así que ingiere
la porción justa: un pedazo del tamaño
de tu dedo pulgar.*

4. Té verde

- Contiene algunos aminoácidos, vitamina B, vitamina C y polifenoles que combaten los radicales libres.
- Es un estimulante gracias a la teína (similar a la cafeína) que posee, la cual mejora la concentración.
- Es el único té que posee propiedades alcalinas que favorecen la pérdida de peso.

5. Espinaca

- Es una gran fuente de betacarotenos (se convierten en vitamina A).
- Combate distintos tipos de cáncer (boca, pulmón y estómago), por lo que es muy recomendable su ingesta para las personas que fuman.
- Es rica en vitamina K (interviene en la coagulación) y posee ácidos grasos insaturados que favorecen la circulación.
- Al contener muchos minerales, favorece la pérdida de peso y estimula el metabolismo.
- Se recomienda consumirla cruda o semicocida para evitar que pierda sus propiedades.

6. Piña

- Aporta vitamina C, vitamina B y vitamina E.
- Sus componentes ayudan a la producción de serotonina (mejora el estado de ánimo).
- Contiene varios minerales, como potasio, magnesio, yodo, cobre y manganeso, los cuales actúan como alcalinizantes que aceleran el metabolismo.
- Contiene bromelina, una enzima que ayuda a metabolizar los alimentos.

7. Frutos secos

- Las almendras, nueces, nueces de la India, cacahuates y pistaches aportan vitamina A, vitamina E, complejo B, ácidos grasos y minerales como zinc, calcio, fósforo, magnesio, hierro y cobre.
- Estos alimentos tienen una porción de proteínas, pero son incompletas. Les falta el aminoácido metionina que contienen los cereales. Esto quiere decir que al combinar ambos alimentos puedes obtener una proteína completa.

8. Ciruelas

- Son ricas en vitamina A, vitamina E y vitamina C.
- Poseen gran cantidad de minerales, como calcio, hierro y magnesio, que ayudan a prevenir la depresión.
- Aportan mucha fibra, lo que ayuda a combatir el estreñimiento.

- Al igual que la piña, su estado natural es ácido, pero al pasar por los jugos gástricos produce efectos alcalinos para el cuerpo.

9. Uvas moradas

- Poseen vitamina B3 y minerales como calcio, magnesio, fósforo y potasio.
- Contienen resveratrol, un antioxidante que te defiende de los radicales libres, lo que da como resultado que tengas un envejecimiento más lento. Esta sustancia también permite que la sangre circule mejor a través del torrente sanguíneo.

Tip

Si eres una persona con mala circulación, consume un suplemento de resveratrol. Recuerda que las porciones que debes consumir son mayores a las que aporta un racimo de uvas.

10. Brócoli

- Su consumo aporta vitamina C, complejo B, vitamina A, calcio y ácido fólico.

11. Kiwi

- Proporciona un gran aporte de vitaminas y sales minerales, mismas que influyen positivamente en el sistema nervioso y circulatorio.
- Junto con la guayaba, es una de las frutas con más contenido de vitamina C, por lo que te protege de los radicales libres, evitando el envejecimiento.

Colaciones: comidas más ligeras

Una colación es un alimento ligero que se consume entre las tres comidas principales: desayuno, comida y cena. Estos refrigerios, que van a ser entre dos y tres al día (depende cuántas horas estés despierto), deben ser del tamaño de la medida de tu mano. Algunas opciones pueden ser:

- Nueces, almendras, cacahuates, pistaches, semillas, nueces de la India, etcétera
- Cualquier fruta, excepto mango y plátano en el caso de los diabéticos
- Atún en sobre, que tiene grasas buenas y proteínas
- Jugo verde (apio, nopal, piña, limón)
- Yogur deslactosado, sin azúcar
- Galletas de arroz
- Barras de cereal caseras, o barras de amaranto o cacahuate

Evita productos procesados, pan blanco, leche de vaca y bebidas azucaradas.

Menús semanales

A continuación te presento algunas opciones en cuanto a menús semanales que puedes consumir.

Al pegar el menú en tu refrigerador y hacerlo durante una semana, será suficiente para que empieces a captar la idea y a formar un hábito, una forma de vida.

Recuerda la formación de hábitos en la pirámide
de nuestras relaciones, en el capítulo 3
de la primera parte.

Indicaciones:

- La primera columna corresponde a la distribución horaria de los alimentos que vas a consumir. Siempre debe haber pasado, al menos, tres horas a partir del último alimento consumido.
- La segunda columna es la distribución de vasos de agua, ya que no es recomendable tomar más de medio litro en una misma toma.
- Las siguientes columnas son los días de la semana en los que vas a utilizar el método presentado para distribuir los alimentos. Cuando aparezca una carita feliz en la cena, el plato podrá tener más glucosa, sin olvidar que no se puede repetir o comer algo fuera del plato.
- Los alimentos con la carita feliz deben consumirse en la cena o cada dos días; no puede ser dos días seguidos. Esto es lo que en definitiva va a engañar al metabolismo.
- Por último, donde hay una luna significa que estás durmiendo y, por ende, ese día comes menos.

Ejemplo 1:

HORARIOS	AGUA	LUNES	MARTES	MIÉRCOLES	JUEVES	VIERNES	SÁBADO	DOMINGO
7:00	2 vasos de agua	Claras de huevo con espinaca, queso y frijoles. Café	Omelette de jamón y queso con frijoles. Café	Huevos a la mexicana con café y una rebanada de pan	Ensalada de lechuga, pollo, queso panela y jitomate	Sándwich de pan integral relleno de jamón de pavo y panela		
10:00	2 vasos de agua	Una manzana	Cacahuates	Almendras	Jícama	Atún en sobre	Claras de huevo con espinaca, queso y frijoles. Café	Frutas a elección con jugo de toronja
14:00	2 vasos de agua	Filete de pescado con arroz y verduras	Pollo, tortillas y pimientos	Chile relleno con queso, frijoles y arroz	Atún con ensalada, galletas	Carne de res con ensalada y postre	Filete de pescado con arroz y verduras	Pollo con mole y arroz
18:00	2 vasos de agua	Nueces	Almendras	Avena	Cerezas	Cacahuates	Manzana	Almendras
21:00	2 vasos de agua	Milanesa con papas a la francesa y postre :)	Avena con leche de almendras y granola	Hamburguesa, ensalada y :) cerveza	Pollo, tortillas y pimientos	Mariscos con ensalada	Carne con puré y vino :)	Atún con ensalada, galletas
24:00						Té verde con cacahuates	Té verde con almendras	

Ejemplo 2:

HORARIOS	AGUA	LUNES	MARTES	MIÉRCOLES	JUEVES	VIERNES	SÁBADO	DOMINGO
6:00	2 vasos de agua	Atún con jitomate, cebolla y 2 rebanadas de pan integral	Omelette de jamón y queso con frijoles. Café	Huevos a la mexicana con café y una rebanada de pan	Ensalada de frutas: piña, fresas con queso cottage y granola	Sándwich de pan integral con jamón de pavo y queso panela	Claras de huevo con espinaca, queso y frijoles. Café	Frutas a elección con jugo de toronja
10:00	3 vasos de agua	Tazón con piña :)	Cacahuates	Yogur	Jícama	Atún en sobre		
14:00	2 vasos de agua	Filete de pescado con arroz y verduras	Pollo, tortillas y pimientos	Pollo con mole y arroz :)	Atún con ensalada, galletas	Carne de res con ensalada y postre	Filete de pescado con arroz y verduras	Pollo con ensalada y tortillas de maíz
18:00	3 vasos de agua	Nueces	Almendras	Avena	Cerezas	Ciruela	Manzana	2 kiwis
21:00	2 vasos de agua	Pechuga de pollo con papas a la francesa y postre :)	Avena con leche de almendras y granola	Guisado de lentejas con plátano macho :)	Pollo, tortillas y pimientos	Mariscos con ensalada	Carne con puré y vino :)	Salmón con ensalada, galletas
24:00						Té verde con cacahuates	Té verde con almendras	

Menú especial

Si tienes alguna enfermedad relacionada con el peso, como diabetes, hipertensión, triglicéridos y colesterol alto, el menú debe estar diseñado para combatir estos males.

No obsesionarse con las calorías, pero sí con los alimentos saludables

Lo importante no son las calorías que consumas, sino lo que producen en tu cuerpo los alimentos que comes. Una persona podría adelgazar reduciendo las calorías y comer lo que sea, por ejemplo, chocolate. Consumes 1,600 calorías de chocolate al día y dejas de ingerir cualquier otro alimento, sólo chocolate y agua. Puedes sobrevivir por un tiempo, pero esto sería un desastre para el organismo, porque te faltaría una gama de vitaminas, minerales, proteínas y fibra, lo que te llevaría a una desnutrición.

Existen alimentos que adelgazan, que comiéndolos en exceso hacen daño —como los mariscos— y alimentos que engordan, pero son saludables porque poseen fibra como el arroz y los plátanos.

Por esto repito que hacer una dieta basada en calorías no es lo ideal; las calorías deben ser una referencia, pero no una obsesión. Hay alimentos que engordan porque provocan un aumento de la insulina pero que son beneficiosos para el metabolismo, causando que a la larga adelgaces. Éstos son los cereales integrales, papas, camotes, frijoles, nueces, almendras, avena, entre otros.

Ejemplo 1 del menú especial:

HORARIOS	AGUA	LUNES	MARTES	MIÉRCOLES	JUEVES	VIERNES	SÁBADO	DOMINGO
6:00	2 vasos de agua	Claras de huevo con espinaca, queso y frijoles. Café	Peras y manzanas con queso cottage y granola casera	Huevos a la mexicana con café y 2 tortillas de maíz	Ensalada de lechuga, pollo, queso panela y jitomate	SSándwich de pan integral con jamón de pavo y queso panela		
10:00	2 vasos de agua	Tazón con pepino	Una ciruela	Yogur bajo en grasa	Jícama	2 kiwis	Claras de huevo con espinaca, queso y frijoles. Café	Peras y manzanas con queso cottage y jugo de toronja
14:00	2 vasos de agua	Filete de pescado con frijoles y verduras	Pollo, tortillas y pimientos	Chile relleno con queso, frijoles y arroz	Pollo con ensalada y frijoles	Carne de res con ensalada y postre	Milanesa de soya con ensalada y puré de papas	Pollo con mole y arroz
18:00	2 vasos de agua	Nueces	Almendras	Avena	Cerezas	Cacahuates	Manzana	Almendras
21:00	2 vasos de agua	Guisado de lentejas y pollo con pan integral :)	Salmón con ensalada	Lomo de atún con puré de papas :)	Filete de pescado con ensalada	Mariscos con ensalada	Ensalada verde con pollo y quinoa :)	Atún con ensalada, galletas
24:00						Té verde con cacahuates	Té verde con almendras	

Ejemplo 2 del menú especial:

HORARIOS	AGUA	LUNES	MARTES	MIÉRCOLES	JUEVES	VIERNES	SÁBADO	DOMINGO
6:00	2 vasos de agua	Dos huevos con espinaca, jitomate y frijoles. Café	Melón, papaya y piña con queso cottage y granola casera	Huevos a la mexicana con café y 2 tortillas de maíz	Melón, papaya y piña con queso cottage y granola casera	Sándwich de pan integral con jamón de pavo y queso panela		
10:00	2 vasos de agua	Un tazón pequeño con piña y fresas	Una ciruela	Tazón pequeño de papaya	Atún en sobre	2 kiwis	Claras de huevo con espinaca, queso y frijoles. Café	Peras y manzanas con queso cottage y jugo de toronja
14:00	2 vasos de agua	Filete de pescado con frijoles y verduras	Ensalada verde con pollo o atún y galletas de maíz horneadas	Chile relleno con queso, frijoles y arroz	Pollo con ensalada y frijoles	Salmón con ensalada y arroz	Milanesa de soya con ensalada y puré de papas	Pollo con mole y arroz
18:00	2 vasos de agua	Nueces	Almendras	Avena	Granola casera	Cacahuates	Manzana	Almendras
21:00	2 vasos de agua	Guisado de lentejas y pollo con pan integral :)	Salmón con ensalada	Lomo de atún con puré de papas :)	Filete de pescado con ensalada	Mariscos con ensalada	Ensalada verde con pollo y quinoa :)	Atún con ensalada, galletas
24:00						Té verde con cacahuates	Té verde con almendras	

Completa tu menú con las comidas que estén a tu alcance con lo aprendido hasta ahora:

HORARIOS	AGUA	LUNES	MARTES	MIÉRCOLES	JUEVES	VIERNES	SÁBADO	DOMINGO

Ensalada de consejos

¿El enemigo está en casa?

En algunas ocasiones, tus familiares son los que no permiten que adelgaces. Por ello, aquí te damos algunas recomendaciones para sobrellevar la situación:

- Explícales que estás en un nuevo régimen alimenticio para mejorar tu salud y calidad de vida.
- Pide su respeto hacia tus decisiones con respecto a la comida y tu apariencia.
- ¡No culpes a los genes! Si bien la genética existe y tiene incidencia en el sobrepeso, es mucho más lo que puedes hacer con acciones concretas en la vida cotidiana.
- Deja a un lado las costumbres familiares. A partir de ahora todo lo que hagas distinto a ellos va a ser criticado: se reirán de tu nueva forma de comer, tratarán de hacerte sentir mal y buscarán la forma de que sientas que estás equivocado. Harán chistes cada vez que comas y discutirán fuertemente contigo. ¡Sé paciente!
- Si te mantienes por el buen camino y empiezas a tener resultados positivos, ellos dejarán de jugar contigo, se olvidarán de bromear y prestarán atención a lo que dices. Incluso, algunos te pedirán consejos, empezarán a copiar tus nuevos hábitos y, además, buscarán más información para poder aportarte un conocimiento nuevo que mejore tu estilo de vida.

Recuerda el apartado "Gordura, mal contagioso"
y el concepto de campos morfológicos, en el
capítulo 4 de la primera parte.

¿Qué pedir en un restaurante?

- No comas nada que esté fuera de los platillos que explicamos antes. Si eliges comer postre, éste debe estar incluido también en dicho platillo, no es extra.
- Si la comida es de varios tiempos, trata de ser selectivo y no comer todo lo que te dan.
- Elige sopas de verduras en lugar de las que tienen alguna fritura o carne roja.
- Si tienes que elegir entre arroz o ensalada, esta última debe ser la opción.
- Toma agua. No existe otra bebida que funcione mejor para el metabolismo.
- Si vas a un restaurante de comida china o japonesa come sin culpa, pero no abuses de las salsas agridulces ni de la de soya porque engordan, y no pidas frituras.
- En caso de ir a un lugar de comida rápida, escoge la opción de ensalada o pide la carne al plato (sin pan).
- En un restaurante de carnes puedes elegir un corte con ensalada y comerte un rico postre.

Tip

- -

Pésate una vez por semana, sin excusas.
Esto te ayudará a tener el control de ti mismo.

¿Qué más puedes hacer para adelgazar?

- A la hora de comer, sigue ciertas pautas que te permitan llevar un régimen alimenticio que no genere demasiada insulina.
- Come aproximadamente cada 4 horas. Debes hacer alrededor de 5 comidas diarias: 3 comidas principales y 2 colaciones.
- Toma el agua necesaria para que tu metabolismo funcione correctamente.
- Duerme aproximadamente 8 horas. El sueño permite el desarrollo del sistema nervioso, y hace que mejore el funcionamiento de tus actividades durante el día.
- Consume antioxidantes.
- No comas nada que esté fuera de tu platillo principal (pan, totopos, tortillas, papitas de paquete, etcétera).
- Ingiere la porción justa de cada grupo alimenticio. De vez en cuando puedes comer algún alimento que se te antoje para que sientas que no estás haciendo algún tipo de dieta.
- Bájale a la fiesta. Si eres una de esas personas súper sociables que les gusta estar de reunión en reunión, de fiesta en fiesta, te recomendamos evitarlas. Si quieres bajar de peso necesitas una vida ordenada, libre de

consumo excesivo de alcohol y carbohidratos refinados. De lo contrario, no lo lograrás.

- Vive en un lugar libre de esmog y contaminación. Esto ayuda a que tu cuerpo no se llene de toxinas y no genere estrés tan fácilmente.
- Toma un baño con agua fría. Provoca una reacción nerviosa, circulatoria y térmica en el cuerpo.
- Come alimentos vegetales orgánicos y crudos. Consumir alimentos libres de pesticidas y crudos aporta enzimas que te ayudan a metabolizar mejor.
- Haz ejercicio diario. Esto te ayudará a eliminar toxinas a través de la sudoración y reducirá el estrés cotidiano.
- Apóyate en una app. Hoy en día existen muchas aplicaciones que te pueden ayudar a medir las calorías de los alimentos. A través de una serie de cálculos, éstas te dirán qué porcentaje de macronutrientes estás comiendo y cuántos gramos te faltan para completar tus objetivos.

Y por último...

Obsesiónate con lo aprendido en este libro. Si tomas a la ligera los mensajes aprendidos aquí es posible que fracases en tu intento por bajar de peso.

PARTE III

PSICOMAGIA

Capítulo 7

Rituales de psicomagia

La psicomagia fue creada por Alejandro Jodoroswky, después de hacer una exhaustiva observación de los rituales de chamanes y sanadores. Tiene una base psicológica, porque actúa a través de la profundidad del inconsciente. Su intención es que se rompan los patrones de conducta de lo que llamaremos fidelidades ocultas.

Los psicorrituales son actos más simples —algunos también son corporales—, pero brindan la misma solución que los psicomágicos. Los protocolos, por su parte, son actos de Programación Neurolingüística, ideales para hacer visualizaciones y su base es la imaginación. Sin embargo, el cambio es totalmente real y podemos ver resultados en los tres casos.

Todos los rituales poseen una forma de abrirse y otra de cerrarse. Tienen sus estrategias y pasos que no deben alterarse, de lo contrario se altera la magia. No son simples recetas, sino actos que el alumno aprenderá a hacer para cada ocasión en la que descubra el impacto y la reparación del conflicto.

Aquí no actúa la fe, actúa la psique y el trabajo del inconsciente.

Ahora que ya has identificado el conflicto subyacente a tu sobrepeso y que tienes una guía de alimentación, puedes comenzar a realizar estos rituales.

Ho'oponopono

Ho'oponopono significa "enmendar", "corregir un error". El doctor Ihaleakalá Hew Len, maestro de Ho'oponopono, afirma que los hawaianos originales solían practicar esta filosofía para resolver problemas. Morrnah Simeona, maestra de Ihaleakalá, actualizó estas enseñanzas para los tiempos modernos. Todo lo que aparece en nuestra vida es un pensamiento, una memoria, un programa funcionando (un error) y se presenta para darnos una oportunidad de soltar, de limpiar, de borrar. Usamos esta poderosa oración para eliminar memorias transgeneracionales con las cuatro frases más poderosas que tiene un ser humano: lo siento, perdóname, gracias, te amo. Siempre es bueno cerrar los rituales de psicomagia con las palabras del Ho'oponopono.

Primero, pide permiso

En los actos de psicomagia está involucrado mucho más que el acto en sí. Están los antepasados observándonos y viendo si nos dan o no el permiso de soltar. Por eso es muy importante que antes de hacer cualquier acto de psicomagia pidas permiso a estas generaciones anteriores diciéndoles:

> *Queridos antepasados, los honro y los veo. Gracias por darme la vida, con eso fue suficiente. En este preciso momento tomo el poder para cortar con todas las energías negativas de fidelidades ocultas que he decidido ya no llevar a cabo. Rompo con las memorias de dolor que unen mi camino al suyo y estoy preparado en este mismo momento para sanarme.*

Ritual de perdón por sobrepeso

Lo primero que quiero es que aprendas a no echarte la culpa de tu sobrepeso, de tu descuido o de haber sido permisivo tanto contigo como con los demás. Desde ahora empezarás a hacer este ejercicio:

Ubica una mano en el corazón y la otra con la palma mirando hacia el piso. Repite esto para ti:

> *En nombre de mi transgeneracional, me perdono a mí mismo por haberme lastimado injustamente al cargarme con problemas de mis antepasados que no me correspondían. Perdón por lo que me he hecho.*

Respira profundo y suelta.

Cuanto más hagas este ejercicio, mejor te sentirás.

Ritual con fotografías

Pega fotos de cuando estabas delgado en tu refrigerador y en el espejo del baño con una frase debajo que diga:

> *Ahora tengo el permiso de mis antepasados para estar delgado, sano y próspero.*

Ritual para empoderarte

Compra 4 papas (aproximadamente 1 kilo).

Configura cada papa diciéndoles esto:

Esta papa representa la manera en que la gente y mis afectos me engañan y me dicen una cosa y hacen otra. Significa mis abandonos y los de mis antepasados, todos los que no han podido resolver.

Coloca las papas en una bolsa de plástico y di:

Por última vez cargo con confusiones que me traen los demás y que yo no quiero para mí. Por última vez cargo con lo que no me corresponde en esta vida.

Lleva la bolsa de plástico con las papas dentro de tu bolso personal durante 21 días seguidos.

Desecha la bolsa de papas sintiéndote empoderada. Exclama con mucho enojo:

Esto se acaba, esto se termina, esto ya no me vuelve a pasar.

Puedes tirarla en la basura o en algún lugar que tenga que ver con esa confusión o con alguien que te ha lastimado.

Ritual para quien tiene mal repartidas las herencias

Las herencias mal repartidas y la carencia de dinero van de la mano con la obesidad. En este caso se pone el nombre de mamá o papá, según con quien sea el problema.

Escribe a tu papá una carta en papel azul y tinta color roja. Le dirás:

*Papá, querido papá, gracias por darme la vida, con eso
fue suficiente. En esta carta rompo con toda fidelidad
que tengo a ti de no defender lo mío, lo que me corresponde como propiedad y como territorios totalmente
míos.*

*Rompo con la fidelidad y el miedo a empoderar-
me y a querer defender todo lo que es mío, tanto afec-
tiva como materialmente.*

*Gracias, padre, por todo lo que me has enseñado,
pero esto no lo acepto más para mi vida.*

*A partir de ahora tomaré cada cosa que sea total-
mente mía, que me pertenezca por energía propia y por
derecho propio.*

Lo siento.

Perdóname.

Te amo.

Gracias.

Quema la carta en una vela morada y entierra las cenizas en
una planta en una maceta redonda. Lleva la planta a la casa de
tus padres o donde estén enterrados.

Tú mismo deberás encontrar el lugar que corresponde
para esta entrega; será un sitio significativo que tenga que ver
con el problema.

En cualquiera de los casos, al entregar la planta debes
decirte:

*Dejo esta planta en este lugar como símbolo de mi em-
poderamiento y de esta persona nueva que nace en este
mismo momento.*

Ritual del melón

Compra un melón grande y clávale un cuchillo con cuidado de no lastimarte. Dile:

> *Ya basta de llenarme de culpas, de miedos, de abandonos, de soledades. Las acepto, las tomé, pero ahora las suelto.*

Imagina que estás matando al gordo que hay en ti. Mátalo con el cuchillo: ¡pégale fuerte!, hasta que lo destroces y te canses.

Haz unas respiraciones profundas y cuando estés más tranquilo di esta oración:

> *Lo malo que pasé, ahora me hizo grande, fuerte y dulce. Me hizo resiliente y tierno, capaz de generar afecto sin tener que pagar un precio.*
>
> *Soy visto desde la verdadera dulzura que traigo al quererme y darme lo mejor.*

Cómete los trocitos de melón. Puedes compartirlo con alguien más.

Ritual con limones para quitarte peso corporal de encima

Hazlo después del ritual del melón.

Pon debajo de la cama tantos limones como kilos tengas de más, déjalos ese mismo número de días. Por ejemplo, si tienes 15 kilos de más, pones 15 limones debajo de la cama y los dejas ahí por 15 días.

Previamente configura (pon tu intención) los limones diciéndoles:

Cada kilo, cada año que viví cargando esto que no me corresponde, representa algo negativo en mí que yo pido que este limón absorba y se lo lleve.

Que estas energías negativas que hay en mí se vayan y se regresen al lugar adonde pertenezcan.

El día que corresponda los sacas de debajo de la cama y los metes en el horno. Mientras los horneas les dices:

Así como los cargué, ahora los dejo que se quemen, tal como yo con mi voluntad quemaré mi grasa.

Gracias.

Lo siento.

Perdóname.

Te amo.

Te comparto ahora unos rituales que, si bien no son para bajar de peso, al mover algunas de estas energías te liberarán y tu cuerpo podrá acomodarse junto a la energía del dinero o la de soltar alguna emoción o situación que cargas innecesariamente.

Ritual para cuando el amor de tu vida no aparece

Como hemos explicado en el libro, sería fundamental investigar las historias de tus antepasados y ver qué pasó en sus relaciones, cómo se sintieron y qué ha pasado con sus parejas. Si no tienes mucha información podrías hacer este psicorritual.

Si sientes que el problema viene del lado materno (por ejemplo, sentir que tu familia es un matriarcado) o es otro problema, usarás un papel rosa* y escribirás esto:

Querida familia, queridos antepasados, gracias por darme la vida, con eso fue suficiente. Ahora decido cortar con las cadenas del pasado que no me permiten avanzar en el tema del amor.

A partir de ahora yo soy yo y ustedes son ustedes, con sus historias y con sus desavenencias.

Yo tomo de ustedes lo mejor y con eso bendigo mis pasos y lo que no es para mí, como la soledad, el desamor, lo dejo en esta carta. En este mismo momento suelto y libero el desamor.

A partir de ahora me encuentro libre de todo programa que vengo atrayendo a mi vida.

Me suelto y me libero brindándoles a ustedes un lugar de reconocimiento en esta vida. Gracias y a partir de ahora soy yo quien decido mi camino con el amor que deseo tener.

Quema la carta con una vela morada y entierra las cenizas en una planta. Lleva la planta a la casa de algún pariente: padres, abuelos o tumbas de ellos.

Ritual para el dinero

Compra un espejo dorado e inserta billetes en todo el derredor del marco (pueden ser de verdad o de fantasía).

* Si es con la rama paterna, se escribirá en un papel azul.

Lo ideal es que todos los días te mires en el espejo y reconozcas que la abundancia debe ser siempre parte de tu naturaleza. La prosperidad y la abundancia están en ti.

Recomendaciones generales

- Debes tener cuidado de no inventar actos que no estén aquí y no permitir que los hagan niños pequeños; siempre son los padres los que deben hacerlos, no los niños.
- Las macetas para hacer un acto de devolución de cenizas deben ser redondas, no importa el color.
- Los papeles para escribir cartas para devolverle algo al transgeneracional deben ser color azul para papá o para un hombre y rosa para mamá o para una mujer.
- Siempre se deben cerrar los actos de psicomagia agradeciendo; ése es el mejor mantra que existe para la prosperidad.

Mensaje de despedida

En los cursos presenciales de *Adelgazar con la cabeza* he podido reconocer rápidamente, según el temperamento de los alumnos, quiénes van a lograr sus objetivos y quiénes no. Vamos a ser sinceros: hasta que no te obsesiones en lograr tus objetivos como una prioridad —como si fuera tan necesario como el aire—, difícilmente lo lograrás.

Te pido que te visualices, que te veas espléndida o espléndido de aquí a dos años, que te observes y que veas la felicidad que emana tu ser y lo congruente que te ves por dentro y por fuera. No dejes que nadie te pinche el globo.

Mohamed Ali siempre se visualizó como el mejor boxeador del mundo. Cada vez que alguien osaba pincharle el globo, él decía: "Yo soy y seré el mejor boxeador de la historia". Su vida no fue fácil: luchó por los derechos de la gente de color en Estados Unidos y se animó a rebelarse contra el sistema negándose a ir a la guerra de Vietnam. Esto le costó su título de campeón mundial y le prohibieron subirse al ring por cinco años, los más fructíferos de su carrera. Cuando por fin lo habilitaron para pelear una vez más, le repitió al campeón de turno que él era el mejor y que recuperaría el título. Hasta el día de hoy Mohamed Ali es el único boxeador que ha sido tres veces campeón mundial y es considerado el mejor púgil de la historia.

A partir de este momento eres lo más importante en tu vida. Recuerda que hoy eres una serie de pensamientos que tuviste en tu pasado, y tu futuro es lo que piensas que pasará hoy.

Deseamos que bajes de peso con alegría y entusiasmo. La palabra *entusiasmo* significa "con Dios adentro". Ahora llegará el tiempo de disfrutar de tu cuerpo, de la sexualidad, de la abundancia.

¡Que tengas todo el éxito!

Agradecimientos

Agradezco a mi hermano Christian, que es un gran compañero de vida. A mis tíos Marina Graciela, Gladys y Oscar.

A mi suegra Lili y a toda su familia, que es mi familia aquí en México.

A mis alumnos, a mi equipo de trabajo y a mis amigos de toda la vida. Y por último a mis abuelos, que fueron una parte esencial de mi carácter.

ROBERT DALÍ

Agradezco a nuestra Editorial Océano y a todo su equipo.

A mi querido editor, Rogelio Villarreal Cueva y a mi querida Guadalupe Ordaz. Me siento orgullosa y querida de estar en esta editorial.

A mi hijo Robert por ser un gran hombre y un terapeuta maravilloso de quien estoy muy orgullosa y eternamente agradecida. A mi hijo Christian por ser quien me impulsa a cambiar, a adaptarme a este nuevo mundo y por acompañarme en todo en esta vida. ¡Gracias por ser el cómplice de mis locuras! A mi querida y talentosa nuera, Mariana. Y a mis nietos, Leonardo y la pequeña July, a quienes amo con todo el corazón y el alma, porque soy feliz viéndolos crecer.

A mis alumnos y lectores, también a mi equipo de trabajo y a mis maestros queridos, del Yohana Center.

A la familia San Román, Sarita y Roberto, quienes con su amor incondicional me cobijaron en el hotel Ixtapan de la Sal, el lugar en el que me inspiro siempre para escribir mis libros.

Entre cascadas escondidas, entre los árboles y ardillas que vienen a mi encuentro, tomo esas musas inspiradoras para crear unos cuantos consejos que espero te hagan bien.

Hacer un libro con un hijo es una experiencia maravillosa, porque pudimos tener tiempo de conversar sobre un tema tan duro y complicado, como lo es el no poder adelgazar. Hubo momentos fuertes de reflexión y de alegría, pero nuestro gran desafío es lograr que con este libro tomes conciencia de que detrás de un gordito hay un niño sufriendo, un adulto no querido y un ser poco pleno con su sexualidad y con su dinero.

Ahora estamos preparados los dos, para ofrecerte lo que nos ha dado tanto éxito a lo largo de estos años y que hemos compartido con más de tres mil personas: la transformación de adelgazar con la cabeza.

Esperamos que seas muy feliz en este proceso de quitarte kilos de encima y ganar salud, dinero y amor.

YOHANA GARCÍA

Testimonios

Lo que uno hace puede marcar nuestro destino; ahora sé que también las cosas que uno deja de hacer. No me subía a una báscula jamás, me parecía innecesario e incómodo; durante años cambiaba de ropa cuando la sentía ajustada, sin percatarme del incremento en la talla. Me sentía un poco más pesada pero bien, me consideraba algo así como "gordibuena", estaba conforme con mi peso —que en realidad desconocía—, aunque casualmente evitaba las fotografías, no me gustaba cómo me veía en ellas; sin embargo, no le daba mayor importancia.

El cansancio crónico me llevó a pensar que un par de kilos menos me vendrían bien y fue entonces cuando el curso *Adelgazar con la cabeza* me hizo abrir los ojos a mi peligrosa realidad. Estaba dando vueltas en un círculo vicioso, que llevaba mi salud cuesta abajo y lo hacía literalmente con los ojos vendados.

Cuando Yohana me obligó a subir a una báscula fue un golpe contundente que me ubicó en la realidad. Al principio no podía creer lo que veía, mi falsa autoestima se rompió en pedazos y no podía parar de llorar. Después me sentí tan enojada conmigo que me invadió un sentimiento enorme de frustración y apatía, llegué a creer que era la persona más tonta del mundo por no haberme dado cuenta de lo gorda que estaba y evidentemente no me creí capaz de solucionarlo.

Afortunadamente todo cambió cuando, gracias al curso, pude entender los motivos inconscientes por los que llegué a ese peso, me sentí mejor al saber que no darme cuenta de un conflicto propio es algo que a muchos nos sucede, que no tiene que ver con el coeficiente intelectual y que, sin duda, una vez que lo identificas tiene solución.

Los tips y estrategias que Robert ofrece en este curso son tan útiles que si pones un poco de empeño no solamente notarás cambios en tu figura, también lo harás en tu personalidad, te descubrirás mucho más capaz, disciplinada, comprometida y leal contigo misma, más de lo que alguna vez imaginaste; y la experiencia de Yohana en todo lo relacionado con desarrollo humano, desde lo familiar, transgeneracional, emocional, energético y subconsciente, hasta lo meramente físico, abre tus ojos a un panorama totalmente accesible para reivindicarte y retomar el camino hacia lo que tú quieres y, sobre todo, ¡a quererte!

Mi vida ha cambiado para bien en todos los aspectos y se nota, así que recomiendo este curso a cualquiera que desee sentirse y verse mejor, porque hoy estoy convencida de que los cambios físicos permanentes no son más que el reflejo de lo que hay en tu interior.

Norma Leticia Serrato Mercado

Yohana: antes que nada quiero darte las gracias por este curso tan maravilloso. Debido a él pude darme cuenta de que el sobrepeso que tengo no sólo se corrige por medio de una dieta, ya que están involucrados los aspectos emocionales y lo transgeneracional. Al tomar conciencia es mucho más fácil recuperar el cuerpo y la figura que están ocultos tras esa grasa. Parte de mis conflictos emocionales estaban escondidos de una forma que ni siquiera me imaginaba. Desde hace muchos años comencé a tener problemas con mi mamá por haberle sido infiel a mi padre. Esa situación me generó muchas emociones negativas, al grado de que cuando la veía me dolía el estómago. Después del curso, una de las tareas para trabajar esas emociones era crear un acto de psicomagia. Se me ocurrió realizarlo con un pedazo de tela donde escribí los nombres de las personas que en algún momento de mi vida me habían hecho algo, así como la acción que me había dolido. Después rompí y corté la tela y con ella, esas emociones que me hacían daño; y finalmente la quemé y tiré.

Durante el acto de psicomagia lloré muchísimo y conforme escribía sentía cómo me liberaba y descansaba mi alma. Al momento de romperla sentí mucho calor, tardé como una hora, terminé bañada en sudor y con mucho cansancio; finalmente la quemé. Mi hijo de 16 años de edad era muy rebelde, desde hace dos años ha estado consumiendo drogas y lleva rastas en el cabello, por las cuales ha tenido muchos problemas en la escuela. Mi sorpresa fue que, cuatro días después del ritual, al terminar de comer, mi hijo me dijo que quería hacer cambios en su vida, se cortó el cabello y ha disminuido su consumo de drogas.

A la siguiente semana hice el mismo ritual, sólo que ahora utilicé una playera mía y otra de mi mamá. Pensé que si me costó mucho trabajo con el sexo masculino, con lo que sentía hacia mí mamá éste sería más fuerte. Y la verdad todo fue muy fácil. Me sentí muy relajada y tranquila durante mi ritual. Al terminar, mi mamá me invitó a cenar y desde ese momento ese sentimiento negativo desapareció.

Lo mejor es que acabo de tomar conciencia de que mi

conflicto con mi mamá era el resultado de mantenerme fiel a mi padre, que falleció hace diez años. Mi mamá le fue infiel, y de esa relación nació mi hermana menor, que actualmente tiene 24 años de edad. Sé que lo mejor está por venir, además de que en esas dos semanas bajé dos kilos. Gracias, Robert; gracias, Yohana, muchas gracias.

Miriam Migueles

Asistí al curso de *Adelgazar con la cabeza* para solucionar lo que no me gustaba de mí por fuera. Grande fue mi sorpresa cuando descubrí que lo que realmente afectaba mi físico era un cúmulo de vivencias que mantenían ocultas emociones que poco a poco habían deformado, no tanto mi cuerpo, como mi vida. Tomar conciencia de esas historias no resueltas transformó totalmente mi existencia. Los primeros quince días no sólo bajé tres kilos, sino que mi silueta tomó formas más armónicas y mi mente resignificó hechos, que ahora, lejos de marcar en negativo mi vida, me impulsan. En amor y servicio.

Gaby Escobar

Bibliografía

Bernstein, Richard. *Dr. Bernstein's Diabetes Solution: The Complete Guide to Achieving Normal Blood Sugars.* Nueva York: Little, Brown and Company, 1997.

Bourbeau, Lise. *Las cinco heridas que impiden ser uno mismo.* Tenerife: Ob Stare, 2000.

Carballido, Jordi. *Historias de mucho peso.* Barcelona: Amat, 2009.

Chávez, Marta Alicia. *Hijos gordos.* México: Grijalbo, 2013.

Fajardo, Francisco. *Dime qué comes y te diré de qué enfermarás.* Madrid: Sincronía Encuentros, 2007.

García Llamas, Felipe. *Salud natural.* México: Unisan, 2014.

López Briones, Carmen. *Aprende a comer. Para jóvenes y adultos.* Alicante: Editorial Club Universitario, 2011.

Mahan, L. Kathleen, Marie V. Krause y Sylvia Escott-Stump. *Nutrición y dietoterapia de Krause.* México: Mc Graw-Hill Interamericana, 2000.

Perlmutter, David y Kristin Loberg. *Cerebro de pan.* México: Grijalbo, 2015.

Pomroy, Haylie. *La dieta del metabolismo acelerado.* México: Grijalbo, 2013.

Pomroy, Haylie. *Quémalo.* México: Grijalbo, 2015.

Sellam, Salomon. *Sobrepeso y obesidad.* Montreuil-Bonnin: Berangel, 2009.

Suárez, Frank. *El poder del metabolismo.* San Juan de Puerto Rico: Metabolic Press, 2006.

OCÉANO exprés

Esta obra se imprimió y encuadernó
en el mes de julio de 2024,
en los talleres de Impregráfica Digital, S.A. de C.V.,
Av. Coyoacán 100–D, Col. Del Valle Norte,
C.P. 03103, Benito Juárez, Ciudad de México.